Kinder Ernährung

Meal Prep für Kinder
Eine ausgewogene Ernährung beginnt in der Lunchbox
Das Beste für den Schultag

1 Auflage

Autor: Food Balance

Inhaltsverzeichnis

Einleitung

Ich danke Ihnen herzlich dafür, dass Sie sich zu dem Kauf dieses Buches entschieden haben. In der heutigen Zeit kämpfen immer mehr Menschen mit Diabetes oder Übergewicht, Krankheiten, die in engem Zusammenhang zu unserer Ernährung und unseren Lebensgewohnheiten stehen. Dabei fällt auf, dass zunehmend auch junge Menschen, sogar Kinder, von diesen Krankheiten betroffen sind. Während Diabetes lange als eine Krankheit galt, die in den meisten Fällen ältere oder stark übergewichtige Personen traf, fällt deutlich auf, dass die Patienten immer jünger werden.

Während wir Deutschen unsere Ernährung für weitestgehend ausgeglichen halten und uns immer mehr mit ökologischem Anbau und Nachhaltigkeit beschäftigen, bemerken wir nicht, dass wie diese Konzepte meist erst im Erwachsenenalter anwenden. Unterschiedlichste Diäten und Ernährungsformen sollen uns dann helfen, abzunehmen und zu unserem Traumgewicht zu kommen. Hierbei handelt es sich jedoch in vielen Fällen um ein Geschäft. Die Lebensmittelindustrie beobachtet, welche Trends sich anbahnen und investiert besonders in diese Gebiete. Die meisten Tendenzen verschwinden jedoch genauso schnell wieder, wie sie aufgetaucht sind. In den meisten Fällen dadurch, dass ihre besondere Wirkung widerlegt wird und ein gegenteiliger Trend angezettelt wird. So passiert es, dass vor allem Frauen im Laufe ihres Lebens von einer Diät in die nächste geraten, ohne so recht zu wissen, welchen Effekt sie sich erwarten können. Frust und Verwirrung ist das Ergebnis. Selbstverständlich versuchen wir als Erwachsene, in die Gesellschaft zu passen, ein bestimmtes Gewicht zu erreichen oder einen angestrebten Lebensstil auszuleben. Doch meist gelangen wir dadurch immer tiefer in einen

Strudel der Lebensmittelindustrie, die uns Versprechungen macht, um ihre Umsätze zu steigern.

Was wir nicht bedenken ist jedoch, dass wir damit nicht nur uns selbst schaden. Denn eine ständige Veränderung der Essgewohnheiten ist nicht gut für unseren Organismus, kann unseren Organen schaden und entfernt uns immer mehr von unserem Traumgewicht.

Was wir hinten anstellen ist, dass wir in unserem Haushalt nicht allein sind und dass unsere Kinder weit mehr mitbekommen, als es uns vielleicht bewusst ist. Auch die ständige Veränderung der Gerichte, die gekocht und zubereitet werden, bleibt dabei nicht unbemerkt. Kinder übersehen nichts, können das Verhalten der Erwachsenen jedoch oft noch nicht interpretieren oder bewerten. Sie nehmen die Dinge, die ihre Eltern tun, als richtig an. Aus diesem Grund kommt uns Eltern eine überaus große Vorbildfunktion zu. Denn in den ersten Lebensjahren werden die Grundsteine für alle wichtigen Bereiche des alltäglichen Lebens gelegt. Ein Teil dieses Lebens, der überaus wichtig ist, dessen Wichtigkeit jedoch häufig unterschätzt wird, ist die Ernährung.

Doch so wichtig uns die Ernährung im Erwachsenenalter scheint, viele Eltern geben zu, dass sie sich nicht so stark mit der Ernährung ihrer Kinder auseinandersetzen. Meist liegt das daran, dass die Kinder gesund erscheinen. Sie bewegen sich viel, sodass sie nicht zu Übergewicht neigen. Und wenn ein Kind eindeutig als zu schwer eingestuft wird, so wird dem nicht die gehörige Wichtigkeit geschenkt. Besonders bei Grundschulkindern finden viele Eltern und Großeltern ein gewisses Übergewicht niedlich und freuen sich darüber, dass das Kind so gut isst. Dabei ist jedoch die Menge der Speisen, die ein Kind isst, nicht automatisch als gut zu bewerten. Vielen Eltern mangelt es an Zeit, mittags etwas Ausgewogenes zu kochen und auch morgens ist es stressig. Mehrere Kinder auf den Kindergarten oder die Schule vorzubereiten, Brote zu schmieren und dabei noch darauf zu achten, dass ausreichend Gemüse und Obst gegessen wird – das übersteigt in vielen Familien die Möglichkeiten, denn Zeit ist ein kostbares Gut. Wenn am Tag nur eine Mahlzeit gemeinsam eingenommen werden kann, dann verlieren die Eltern schnell den Überblick darüber, was das eigene Kind tatsächlich über den ganzen Tag verteilt zu sich nimmt und ob dieser einen ausgewogenen Ernährung darstellt.

Die Essgewohnheiten unserer Kinder sind jedoch sehr wichtig. Sie legen den Grundstein für ein gesundes Leben und können dabei vielen Krankheiten vorbeugen.

Weil unsere Zeit jedoch kostbar ist und uns im stressigen Alltag oft die nötigen Ideen fehlen, um die Ernährung unserer Sprösslinge ausgewogen, kreativ und abwechslungsreich zu gestalten, habe ich dieses Buch geschrieben, in welchem ich Ihnen hilfreiche Tipps an die Hand gebe und Ihnen erkläre, wie Sie mit gezieltem Meal Prep Ihren Alltag so viel einfacher gestalten können.

Was bedeutet Meal Prep?

Meal Prep steht als Abkürzung für Meal Preparation und bedeutet somit eigentlich nichts anderes als die Vorbereitung von Gerichten. Dies mag im ersten Moment banal klingen, denn selbstverständlich muss jedes Gericht vorbereitet werden, bevor es gegessen werden kann. Doch Meal Prep meint eine Vorbereitung der Speisen, um sie zu einem späteren Zeitpunkt essen zu können. Es handelt sich somit um eine Form des Vorkochens, die Rückkehr zu alten Gewohnheiten, die schon unsere Großmütter einsetzten. Die Modernisierung mit ihren neuartigen Kochutensilien und Geräten hat jedoch dazu beigetragen, dass wir immer mehr von diesen Gewohnheiten Abstand genommen haben. Es ist jedoch zu erkennen, dass uns die Moderne nicht ausschließlich positives bringt. In einer Zeit, in der alles schnell geschehen muss und Zeit kaum noch vorhanden ist, sind auch unsere Essgewohnheiten schnelllebig geworden. Viele Lebensmittel werden von der Einkaufsliste gestrichen, weil sie uns zu klobig und zu schwer erscheinen, wir gar nicht so weit in die Zukunft denken, um uns zu überlegen, wann wir sie zubereiten sollten.

Auch müssen die Gerichte immer zeitsparender zuzubereiten sein. Besonders morgens, wenn die Kinder für ihren Kindergarten- oder Schultag vorbereitet werden müssen, bleibt kaum Zeit, aufwendige Brotdosen vorzubereiten. Es ist in vielen Situationen einfacher, bereits abgepackte Lebensmittel mitzugeben. Ausgewählt werden hierfür meist Sandwichs und Snacks, deren Inhaltsstoffe oft unbekannt sind. Auch wenn Sie sich sicherlich immer wieder gute Vorsätze machen und sich versprechen, dass Sie in Zukunft besser auf die Ernährung Ihrer Sprösslinge achten werden, Kinder gewöhnen sich sehr schnell an bestimmte Muster und Geschmäcker, sodass es schwer wird, Ihre Kinder an gesundes und ausgewogenes Essen zu gewöhnen. Hinzu kommt, dass abgepacktes Essen meist leckerer schmeckt als Gemüse oder Obst, denn die Lebensmittelindustrie sorgt dafür, dass die Produkte mit Hilfe von Geschmacksverstärkern schmackhafter erscheinen und nachgekauft werden. Gesund ist dies jedoch nicht und Sie haben in den meisten Fällen nicht einmal einen genauen Überblick darüber, was Ihr Kind im Laufe des Tages alles isst.

Aus diesem Grund bleiben viele Menschen in dieser Zeit einen Moment stehen, drehen sich um und betrachten alte Techniken und Zubereitungsformen. Hierzu gehört auch das Meal Prep, Vorzukochen und Speisen für einen späteren Zeitpunkt vorzubereiten. Das klingt vielleicht altbacken, doch die wahre Kunst liegt darin, altes und neues zu vereinen und daraus eine Technik zu entwickeln, die den Familien von heute bei ihrem täglichen Leben helfen kann. Hierfür werden traditionelle Gerichte und Vorbereitungstechniken so abgewandelt, dass sie perfekt auf die modernen Gerätschaften einer heutigen Küche angepasst werden. Backofen, Kühlschrank und Gefrierfach sind nur einige der Maschinen, die bei der Bereitung der Gerichte behilflich sind.

In diesem Buch wird es jedoch hauptsächlich um Meal Prep mit und für Kinder gehen. Ich werde Ihnen in den folgenden Kapiteln eingehen erklären, welche Vorzüge diese Vorbereitungsform hat, welche Schwierigkeiten auf Sie zukommen, wie Sie es schaffen, optimal einzukaufen und wie Sie Ihre Kinder aktiv in den Prozess der Essensvorbereitung einbinden können.

Sinn und Zweck hinter Meal Prep

Für unsere Großmütter bestand der größte Vorteil dieser Vorbereitungsform darin, Lebensmittel dann zu verwenden, wenn sie geerntet werden und diese zu einem späteren Zeitpunkt essen zu können. Dies ist heute zwar häufig nicht mehr notwendig, denn die meisten Lebensmittel sind rund um das Jahr erhältlich und aus dem eigenen Garten kommt meist kaum noch etwas.

Doch Eltern haben heute meiste ein ganz anderes Problem: Zeit! Hiermit ist sowohl die Zeit gemeint, die wir mit unseren Kindern verbringen, als auch die, welche wir aus den verschiedensten Gründen nicht mit ihnen verbringen. Da heutzutage meist beide Elternteile arbeiten, werden die Kinder schon ab einem relativ geringen Alter fremd betreut. Dies birgt selbstverständlich einige wichtige Vorteile, denn beide Elternteile können auf diese Weise neben ihrer Familie auch eine Karriere vorantreiben. Darüber hinaus bin ich selbst der Meinung, dass es unseren Kindern nicht schadet, einen Teil des Tages ohne einen Elternteil zu verbringen. Sie lernen, sich zu verteidigen, selbständig Dinge zu erreichen und Freundschaften zu schließen. Darüber hinaus tut es beiden Elternteilen gut, ihren Ausgleich auch außerhalb der eigenen vier Wände zu finden. Sei dies bei der Arbeit, beim Sport oder mit Freunden. Die gemeinsame Zeit können wir so noch viel bewusster erleben und genießen.

Doch geben wir mit dieser Betreuung durch Dritte auch den Überblick über den Tag unseres Kindes ab. Wir wissen nicht mehr, wann es gespielt hat, wie oft es auf dem Töpfchen war und ob es seinen Mittagsschlaf gemacht hat. Ein sehr wichtiger Faktor, der dabei ebenfalls verloren geht, ist die Überwachung der Essgewohnheiten. Sowohl im Kindergarten, als auch in der Schule, können wir nicht genau beobachten, ob unserem Kind das Essen geschmeckt hat und ob es aufgegessen hat. Hinzu kommt, dass wir die gemeinsame Zeit mit unserem Kind auskosten möchten und von unserem anstrengenden Tag auf der Arbeit so müde sind, dass wir immer seltener dazu kommen, aufwendige Gerichte zuzubereiten. Dies führt dazu, dass immer öfter zu Speisen gegriffen wird, die schnell gekocht oder bereits fast fertig gekauft werden können. Besonders für den Kindergarten und die Schule scheinen sich Lebensmittel zu eignen, die fertig verpackt sind. Man kann sie schnell mitgeben, sie krümeln nicht im Schulranzen und unsere Kinder mögen sie vor allem wegen der Figuren und den lustigen Aufdrucken, mit denen die meisten Marken werben.

Dabei fallen die Inhaltsstoffe und Nährstoffwerte dieser Produkte meist überhaupt nicht ins Gewicht, wenn wir unsere Kaufentscheidung fällen. Es muss schnell und unkompliziert sein, unseren Kindern gefallen (denn sonst essen sie es womöglich gar nicht und werfen es weg) und schön aussehen.

Meal Prep greift dieses Konzept wieder auf. Die Zubereitung in Dosen und Gläsern macht den Transport der Gerichte einfach. Die Vielfalt der Speisen macht es möglich, dass für jeden Sprössling etwas dabei ist und die kreative Gestaltung und Schichtung der einzelnen Lebensmittel sorgt dafür, dass die Gerichte schön aussehen, denn das Auge isst bekanntlich mit.

Mit Hilfe dieser Zubereitungsform wird es Ihnen möglich, wieder einen Überblick darüber zu erhalten, welche Lebensmittel Ihr Kind täglich isst. Sie haben die Fäden in der Hand und können durch geschickte Planung erreichen, dass Ihr Kind sich ausgewogen und nährstoffreich ernährt.

So kaufen Sie richtig ein

Einkaufen ist eine Kunst für sich. Das schwierige ist meist nicht der Gang in den Supermarkt, obwohl auch hier so einiges falsch gemacht werden kann. Wichtig ist vor allem, den Einkauf richtig vorzubereiten. Mir ist bewusst, Vorbereitung ist immer eine Zeitfrage. Viele Menschen gehen deshalb unvorbereitet in den Supermarkt. Das Resultat ist jedoch, dass ein Großteil der notwendigen Dinge vergessen wird und darüber hinaus furchtbar viel Zeit damit vergeudet wird, die einzelnen Gänge des Supermarkts mehrmals abzugehen, bis auch wirklich alles gefunden wurde. Im Endeffekt ist es somit zeitsparender, eine gute Vorbereitung zu machen und dafür den Einkauf selbst reibungslos durchziehen zu können.

Wichtig sind hierbei folgende Dinge:

- Ein Essensplan: nehmen Sie sich die Zeit, einen konkreten Plan darüber anzulegen, was Sie wann essen werden. Sie können diesen Plan entweder für die nächsten Tage, eine Woche oder mehrere Wochen anlegen und so detailliert ausarbeiten, wie es Ihnen beliebt. Auf diese Weise wird es Ihnen ermöglicht, zu erkennen, welche Lebensmittel Sie in welchen Mengen brauchen werden. Wenn Sie Ihre Einkäufe in mehreren Lebensmittelgeschäften machen, dann spart Ihnen dies in den folgenden Tagen den Gang in den jeweiligen Supermarkt. Lebensmittel, die länger haltbar sind, können Sie so bereits einkaufen. Nahrungsmittel, die nur eine kurze Haltbarkeitsdauer haben, können Sie mit dieser Technik optimal einplanen und gegebenenfalls mehrmals in unterschiedlichen Zubereitungsformen verwenden.

Darüber hinaus wird es Ihnen durch eine gute Planung möglich, zu erkennen, wie ausgewogen Ihre Ernährung tatsächlich ist. Sie können besser sehen, wann Sie beispielsweise welches Hauptnahrungsmittel verwenden, welche Beilagen Sie verwenden können, um Ihren Körper mit unterschiedlichen Nährstoffen zu versorgen und welche Lebensmittel Sie zu oft verwenden und deshalb in Zukunft ersetzen sollten.

Wenn Sie damit beginnen, die Gerichte für Sie und Ihre Kinder vorzukochen, dann können Sie die einzelnen Zutaten mit Hilfe eines Essensplans viel besser organisieren und unterbringen.

- Eine Einkaufsliste: Auch wenn in großen Supermärkten heute geradezu alles zu finden ist, so hat jede Familie doch ihre ganz persönlichen Vorlieben. Der Joghurt schmeckt in einem Supermarkt besser als in den anderen, eine bestimmte Milchsorte sagt uns besonders zu oder aber die Fleischprodukte sind in dem einen Markt deutlich besser als in einem anderen. So passiert es, dass der Einkauf nicht nur in einem Laden stattfindet, sondern in mehreren. Um hierbei nicht den Überblick zu verlieren ist es überaus hilfreich, vor dem Einkauf eine detaillierte Liste zu schreiben. Wenn Ihnen Ihr Supermarkt bereits vertraut ist, dann kann es helfen, diese Liste so aufzubauen, wie die Lebensmittel in dem Laden zu finden sind. Auf diese Weise vergessen Sie nichts und müssen die Gänge auch nicht mehrmals ablaufen. Darüber hinaus fällt es Ihnen so leichter, die Sektionen, in denen Sie bereits waren, einfach umzuklappen. Wenn Sie Ihren Einkaufszettel in einer App auf Ihrem Smartphone verwalten, so kann der richtige Aufbau ebenfalls bei der Übersichtlichkeit helfen.

- Den richtigen Zeitpunkt wählen: Auch wenn Sie mit einer detaillierten Einkaufsliste gewappnet sind und der Einkauf sich ganz wie von alleine abspielen sollte, auch der richtige Zeitpunkt ist wichtig. Versuchen Sie, den großen Wocheneinkauf so zu planen, dass Sie nicht im Stress sind. Wenn Ihre Kinder bereits groß genug sind, um richtig am Einkauf teilzunehmen, dann kann es helfen, sie aktiv mit einzubinden. Auf diese Weise wird ihr Interesse an den einzelnen Lebensmitteln und ihrem Anfangszustand geweckt. Sind Ihre Kinder noch klein, so kann es helfen, den Einkauf ohne sie zu machen. Sie sind sonst zu abgelenkt und gestresst, sodass Sie unnötig gewisse Lebensmittel vergessen und nicht die Ruhe finden, einzelne Nahrungsmittel auf ihre Inhaltsstoffe zu überprüfen.

Darüber hinaus sollten Sie versuchen, Ihre Einkäufe nicht dann zu tätigen, wenn Sie selbst hungrig sind. Auch wenn Sie Ihre Einkaufsliste haben und sich fest vorgenommen haben, nur die Dinge, die auf dieser Liste erscheinen, zu kaufen. Wenn Sie selbst hungrig sind, dann neigen Sie dazu, auch unnötige Nahrungsmittel, welche Sie so nicht eingeplant hatten, zu kaufen. Diese sind entweder nicht gesund, weshalb Sie versuchen wollten, einen weiten Bogen um diese Lebensmittel zu machen. Oder aber sie passen nicht in Ihren Essensplan für die kommenden Tage. In diesem Fall kann es Ihnen passieren, dass Sie letztendlich keine Verwendung für die Nahrungsmittel finden und diese verkommen.

Wenn es Ihnen möglich ist, dann planen Sie Ihren Einkauf so, dass möglichst wenig Menschen sich im Supermarkt drängen. Das sorgt nur für unnötigen Stress und kann dazu führen, dass Sie die Freude am Einkaufen verlieren. Auch in diesem Zusammenhang ist Meal Prep überaus praktisch, denn Sie sind an vielen Tagen nicht mehr auf einen spontanen Einkauf angewiesen. Sie planen im Voraus und besorgen die Lebensmittel so, wie es Ihnen besonders gut in den Tagesplan passt. Anschließend bereiten Sie die Lebensmittel vor, sodass ihre Haltbarkeitsdauer deutlich verlängert wird und Sie die Speisen nur noch aufbereiten müssen, bevor Sie sie essen.

Welche Zutaten sollten immer vorrätig sein?

Ich kann Ihnen in diesem Zusammenhang keine konkrete Übersicht aller Lebensmittel geben, denn jede Familie und jeder Haushalt kochen anders und haben bestimmte, ganz unterschiedliche Vorlieben.

Wichtig ist jedoch, dass Sie auf die Vielseitigkeit Ihrer Küche achten.

Dinge, die niemals fehlen sollten, sind Gewürze. Sie haben in vielen Fällen nur einen Einfluss auf den Geschmack, stehen also nicht in direktem Zusammenhang dazu, wie gesund die von Ihnen zubereiteten Gerichte sind. Sie sind aber maßgeblich für die Abwechslung und den einzigartigen Geschmack der Speisen und beeinflussen darüber hinaus die Haltbarkeit der einzelnen Gerichte. Kinder sind zwar noch sehr empfindlich für Gewürze, weshalb Sie stets mild würzen sollten, doch hilft es Ihren Kindern, verschiedene Geschmacksrichtungen kennen und lieben zu lernen.

Darüber hinaus sollten Sie darauf achten, dass Sie Ihre Einkäufe möglichst abwechslungsreich und ausgewogen gestalten. Auch wenn Meal Prep die perfekte Vorbereitungsform ist, um kreativ zu werden und abwechslungsreich zu kochen, so haben wir doch jeder unsere Lieblingsgerichte und wenn Sie nicht aufpassen, so kann es passieren, dass Sie sich bald vor einem ganzen Regal voller vorbereiteter Speisen vorfinden, die alle irgendwie sehr ähnlich sind.

Wichtig ist außerdem, dass Sie Ihre Vorräte regelmäßig überprüfen. Auf diese Weise verhindern Sie, dass Sie plötzlich eine bestimmte Zutat nicht mehr vorrätig haben.

Versuchen Sie, möglichst viele Grundnahrungsmittel zu haben, die lange haltbar sind. Reis, Nudeln, Kartoffeln, Hirse oder Quinoa lassen sich problemlos lagern. Wenn Sie dann frische Lebensmittel, wie Gemüse, Fleisch und Obst kaufen, dann können Sie die Gerichte beliebig kombinieren.

Im nächsten Kapitel werde ich näher auf die verschiedenen Formen von Meal Prep eingehen. Ein weiterer Tipp ist jedoch auch, Gemüse und Fleisch in größeren Mengen zu kaufen. Dies kann nicht nur kostengünstiger sein, sondern ermöglicht es Ihnen auch, bestimmte Lebensmittel dann zu kaufen, wenn sich die Möglichkeit bietet. Wenn Sie beispielsweise einen Markt nur einmal im Monat aufsuchen, dann können Sie bei dieser Gelegenheit bereits für den ganzen Monat kaufen, was Sie essen werden. Selbstverständlich meine ich hiermit nicht alle Nahrungsmittel. Doch es gibt immer Lebensmittel, die wir am liebsten von einem Hersteller kaufen, bei welchem uns die Herkunft der Produkte gewiss ist.

Verschiedene Formen von Meal Prep

Es gibt die unterschiedlichsten Formen, Essen so vorzubereiten, dass es zu einem späteren Zeitpunkt problemlos gegessen werden kann.

- tiefgefroren: Sie können entweder einzelne Zutaten einfrieren, sodass Sie sie später zu den gewünschten Gerichten kombinieren können. Zahlreiche Speisen können aber auch fertig gekocht werden. Wenn Sie sie essen möchten, müssen Sie sie nur noch erhitzten. Wenn Sie hierfür die geeigneten Gefäße verwenden und die richtige Technik, dann kann kein Gefrierbrand entstehen und die Gerichte behalten ihren ursprünglichen Geschmack bei. Spinat, Erbsen, Möhren, Brokkoli, Mais und Blumenkohl eignen sich hervorragend dazu, tiefgefroren zu werden. In vielen Fällen benötigen Sie für ein Gericht keinen ganzen Brokkoli und würden ihn deshalb normalerweise ganz weglassen, um nicht einen Teil entsorgen zu müssen. Möhren halten sich im Kühlschrank zwar recht lange. Es kann deutlich Zeit sparen, sie zu schälen und zu schneiden und anschließend nur noch die benötigte Menge aus dem Kühlfach zu nehmen, wenn Sie sie kochen möchten. Für Gemüse, welches ungekocht verwendet werden soll, eignet sich diese Technik jedoch weniger. Gurken, Tomaten und andere Gemüsesorten mit einem hohen Wasseranteil, gehen beim Einfrieren kaputt. Sie verändern ihre Struktur. Auch Kartoffeln sind nicht geeignet, da sie durch den Prozess des Einfrierens ihren Geschmack deutlich verändern und süß werden. Fleisch und Fisch sind jedoch, sowohl gekocht als roh sehr gut geeignet. Auf diese Weise können Sie einen großen Braten in Portionen aufteilen und anschließend auftauen, sobald Sie ihn brauchen.

- in Gläsern: Einweckgläser sind für das Meal Prepping überaus praktisch. Sie lassen sich luftdicht verschließen und machen es möglich, sowohl rohe, als auch gegarte Speisen, über einen längeren Zeitraum haltbar zu machen. Auf diese Weise können Sie sowohl herzhafte, als auch süße Speisen in größeren Mengen vorkochen und dann aufmachen, wenn Sie es möchten. Besonders Kinder haben große Freude daran, die Gerichte in den Gläsern zu schichten und die unterschiedlichen Zutaten dafür zu verwenden. Sogar kleine Kuchen können in Gläsern hergestellt werden, wobei dies eine tolle Gelegenheit ist, um die Kreativität Ihrer Kinder zu fördern und sie selbst entscheiden zu lassen, welche Extrazutaten sie in ihren Küchlein möchten. Dies ist eine spielerische Weise, an die Zubereitung von Essen und das Thema gesunder Ernährung heranzugehen.

- in Dosen: Auch Dosen eignen sich hervorragend, um Gerichte vorzubereiten. Es gibt Dosen aus Plastik, welche sich luftdicht verschließen lassen. Somit bleibt geht das Aroma der Speisen nicht verloren und darüber hinaus sind sie länger haltbar. Fertig vorbereitete Gerichte lassen sich mehrere Tage lagern, mit dem richtigen Dressing werden sie dabei jedes Mal schmackhafter.

- trocken lagern: Verschiedenes Obst können Sie in der jeweiligen Saison in größeren Mengen einkaufen und im Ofen oder einem Dörrgerät trocknen. So können Sie Ihre eigenen Ananasringe, Apfelringe und getrockneten Aprikosen machen, bei denen Sie ganz genau wissen, dass keine zusätzlichen Süßungsmittel verwendet wurden. Auch Pilze und Fleisch lassen sich trocknen, sowie selbstgemachter Tee. Meal Prep ist keine bestimmte Diät oder der Verzehr von bestimmten Lebensmitteln. So vielseitig wie die Zubereitungs-, und Lagerungsformen sind auch die Nahrungsmittel, die verwendet werden können.

So wie die Formen der Aufbewahrung, sind auch die Formen der Vorbereitung sehr vielseitig umsetzbar. Sie können bereits das säubern und kleinschneiden bestimmter Lebensmittel als eine Art des Meal Prep bezeichnen. Doch darüber hinaus können die Nahrungsmittel gegart oder roh eingelegt werden. Sie merken, es öffnen sich Ihnen schier unendliche Möglichkeiten, die unterschiedlichsten Gerichte zuzubereiten.

Die Rezepte in diesem Buch sollen Sie dazu anregen, Ihrer eigenen Kreativität freien Lauf zu lassen und ganz neue Speisen zu kreieren. Das Konzept des Meal Prepping ist so einfach, dass dies keine Schwierigkeiten bereiten sollte, sobald Sie erst einmal das Konzept verstanden haben.

Vor- und Nachteile

Die Vorteile von Meal Prep sind genauso zahlreich, wie ihre Zubereitungsformen. Sie sind in diesem Buch bereits in den vorigen Kapiteln angesprochen worden. In diesem Kapitel werde ich sie jedoch noch einmal kompakt zusammentragen, es folgen deshalb die Vorteile von Meal Prep auf einen Blick:

- Zeitsparend: selbstverständlich müssen Sie sich in einem Moment die Zeit nehmen, um die ganzen Gerichte vorzubereiten. Sie sparen jedoch Zeit! Wenn Sie beispielsweise innerhalb eines Monats einige Male Bohnen zubereiten werden, so können Sie diese an einem Tag ihres Beliebens kochen und in Portionen in Gläsern einkochen oder im Kühlschrank einfrieren. So müssen Sie nicht mehr auf Dosen zurückgreifen, die Sie im Supermarkt finden und in denen sich neben Bohnen auch noch Süßungsmittel und andere Zusatzstoffe befinden. Zeit ist ein kostbares Gut, in den meisten Fällen fehlt uns jedoch nicht die Zeit, wir schaffen es nur nicht, sie optimal zu managen und unseren Tag zu organisieren. Besonders die Momente vor dem Essen sind stressig. Morgens müssen die Kinder angezogen werden, das Frühstück muss auf dem Tisch stehen, wobei Sie selbst sich auch noch für Ihren Arbeitstag vorbereiten müssen. Da bleibt oft keine Zeit, um in aller Ruhe die Brotdosen für die Schulpausen und den Kindergarten zusammenzustellen. Mittags kommen die Kinder von der Schule oder müssen aus dem Kindergarten abgeholt werden. Auch dies ist mit Stress verbunden, meist bleibt zwischen Arbeit, Haushalt und Familie tagsüber kaum ein Moment, in welchem man in Ruhe kochen könnte. Doch dann gibt es auch wieder Augenblicke, in denen wenig los ist. Die Kleinen sind bei Freunden oder mit der Großmutter unterwegs. Vielleicht sind sie auch schon im Bett. Wenn Sie Ihre Zeit optimal managen, dann können Sie in einem solchen Augenblick zu den

Töpfen und Pfannen greifen und bereits die Mahlzeiten für die nächsten Tage und Wochen vorbereiten.

- kostensparend: Sie werden sich wundern, denn auf den ersten Blick erscheint es Ihnen vielleicht nicht möglich, mit diesem Verfahren auch noch Kosten zu sparen. Doch wenn Sie bei Ihrem Meal Prep gut planen, so schaffen Sie es tatsächlich, sogar günstiger einzukaufen als sonst. Sie können nun größere Mengen einkaufen und dabei auf saisonale Angebote achten. Die Preise von Obst, Gemüse und Fleisch schwanken im Laufe der Wochen deutlich. Wenn Sie an besonders günstigen Tagen zuschlagen, dann können Sie deutliche Rabatte erzielen.

- deutlich gesünder essen: Auch wenn Sie sich immer wieder vornehmen, gesund zu essen und täglich zu kochen, wenn Sie nichts bereits vorbereitetes zuhause haben, dann fällt es sehr schwer, die nötige Disziplin und Motivation aufzubringen, um diese guten Vorsätze anhaltend in die Tat umzusetzen. Oft fehlt an einem bestimmten Tag die Zeit oder die Lust, aufwendig zu kochen. Dann kann schnell mal ein Pizzatag oder Einzug halten oder aber der Gang zu einer Fastfood Kette. Wenn Sie jedoch wissen, dass zuhause bereits fertige Gerichte auf Sie warten und Sie diese lediglich erhitzen müssen, dann fällt es sehr viel leichter, sich an die gesunde, ausgewogene Ernährung zu halten und die Fastfood Gerichte links liegen zu lassen.

- deutlich höhere Motivation zum Kochen: Wenn Sie zu den Menschen gehören, die zwar grundlegend gerne kochen, denen jedoch im Alltag die nötige Motivation und auch die Kraft fehlt, um dies täglich zu tun, dann ist Meal Prep genau das richtige für Sie. Während Sie die Gerichte für die nächsten Tage und Wochen planen, läuft Ihnen bereits das Wasser im Mund zusammen und Sie freuen sich sehr viel mehr auf das anschließende Kochen. Darüber hinaus ist es überaus befriedigend, zu sehen, wie Glas um Glas, Dose um Dose gefüllt werden und ein riesiger Vorrat an neuem, leckerem Essen entsteht.

- Kinder einbeziehen: Wenn Sie aus der Vorbereitung des Essens ein richtiges Ritual machen, etwas Besonderes, an dem Ihre Kinder aktiv teilnehmen, dann können Sie einen ganz neuen Bezug zu Essen und Ernährung schaffen! Nutzen Sie das Potential des Meal Prep, um Ihren Kindern beizubringen, wie verschiedene Zutaten verarbeitet werden können und geben Sie Ihnen die Möglichkeit, ihre kreative Ader bei diesem Prozess auszuleben. Auf diese Weise wird die Vorbereitung des Essens zu einem Erlebnis für die ganze Familie, das Sie noch viel näher zusammen bringt.

Selbstverständlich birgt das Meal Prep neben den zahlreichen Vorteilen auch einige Nachteile. Wie Sie selbst sehen werden, sind diese jedoch weitaus weniger ausschlaggebend, als Sie vielleicht erwartet hätten.

- Die Aufbewahrung benötigt viel Platz: Es stimmt, wenn Sie Einweckgläser einkochen, so benötigen Sie einen Keller oder ein Regal, in welchem Sie die Gläser verstauen können. Möchten Sie Dosen im Kühlschrank lagern, so brauchen Sie einen relativ großen Kühlschrank. Möchten Sie portionierte Lebensmittel einfrieren, so benötigen Sie hierfür ein großes Gefrierfach. Doch es handelt sich hierbei um einmalige Investitionen.

- langwieriger Prozess des Vorbereitens: Selbstverständlich sollten Sie gut planen, wann Sie die Vorbereitungen treffen. Dies kann durchaus einige Stunden in Anspruch nehmen, immer davon abhängig, wie viele Mahlzeiten Sie vorbereiten möchten und wie viele unterschiedliche Zutaten Sie verwenden werden. Wenn Sie jedoch bedenken, wie viel Zeit Sie tagtäglich benötigen, um eine Mahlzeit auf den Tisch zu bekommen, dann werden Sie schnell merken, dass Sie mit Hilfe des Meal Prep deutlich Zeit einsparen.

- genaues Wissen über die Zutaten gefragt: Wenn Sie Meal Prep machen und somit Gerichte für einen späteren Zeitpunkt vorbereiten, so müssen Sie alle Zutaten und ihre Eigenschaften genauestens kennen. Ansonsten kann es Ihnen passieren, dass Sie beispielsweise Tomaten in ein Gericht geben, was Sie anschließend einfrieren. Dies kann den Geschmack der Speise verändern. Andere Zutaten hingegen lassen sich in frischem Zustand nicht gut lagern und auch nicht zu fertigen Salaten schichten. Sie sollten stets die Haltbarkeit der einzelnen Zutaten im Blick behalten, damit diese im gleichen Rahmen liegen. Dieses Wissen eignen Sie sich jedoch ganz nebenbei an und bereits nach kurzer Zeit haben Sie ein gutes Fingerspitzengefühl dafür, welche Nahrungsmittel sich für ein gemeinsames Meal Prepping eignen.

Die Kinder optimal auf die neuen Gerichte vorbereiten und einbeziehen

Auch wenn sich Meal Prep optimal für die Ernährung von Erwachsenen eignet, so ist dieses Buch doch speziell den Bedürfnissen und Anforderungen der Kinder gewidmet. Auch wenn uns gesunde Ernährung oft nicht leicht fällt, so verstehen wir doch ihre Vorzüge und erkennen die gesundheitlichen Vorteile. Es ist jedoch weitaus schwerer, diese Vorzüge einem Kind begreiflich zu machen. Das Argument der Gesundheit und eine Drohung mit negativen Folgen, wenn die gesunde Ernährung nicht eingehalten wird, bringt hier keinen weiter. Vielmehr müssen Sie versuchen, Ihre Kinder zu ködern und für diese Zubereitungsweise zu gewinnen, indem Sie sie aktiv teilhaben lassen. Kinder interessieren sich für all das, was sie selbst entdecken und erschaffen. Mit dem Prozess der Vorbereitung von Essen steht dies nicht anders. Sobald Ihr Kind also das Gefühl hat, ein Teil dieser Vorbereitungen zu sein, sich ausleben zu können und kreativ werden zu können, wird sich sein Interesse an Meal Prep deutlich steigern. Dies können Sie sich zu Nutzen machen, indem Sie Ihre Kinder in die Zubereitungen der einzelnen Gerichte einbeziehen.

Beginnen tut dies schon beim Erstellen der Essensliste. Lassen Sie zu, dass Ihr Kind sich Gerichte selbst aussuchen oder wünschen kann. Sie können kleine Kärtchen oder Figuren verwenden, welche die einzelnen Zutaten darstellen. Ihr Kind kann sich dann seine Gerichte selbst zusammenstellen, indem es einzelne Zutaten zu einer Speise zusammenfügt. Lassen Sie sich einmal überraschen, auf welche verrückten Kombinationen Ihr Kind kommt!

Beim Einkaufen wird dieser Prozess fortgeführt. Ein kleiner Einkaufswagen, in welches es seine Zutaten legen kann. Lassen Sie es schauen, welche unterschiedlichen Qualitäten von ein und demselben Nahrungsmittel im Supermarkt erhältlich sind. Wenn Ihr Kind bereits etwas älter ist, so kann es Preise vergleichen und anhand der Jahreszeiten herausfinden, welches Obst und welches Gemüse gerade geerntet wird.

Während des Meal Prep können Sie Ihr Kind ebenfalls einbinden. Vorsichtig werden die einzelnen Zutaten geschält, zerkleinert, in schönen Gläsern geschichtet und mit Schildchen versehen. Sie werden selber schnell sehen, wie gerne Ihr Kind an diesem Prozess teilnimmt und auf welch kreative Kombinationen es kommt.

Dieser gesamte Vorgang des gemeinsamen Überlegens, dem Einkaufen und Zubereiten der Gerichte, ist für Ihr Kind die optimale Vorbereitung. Voller Stolz wird es berichten, dass es schon kochen kann und wie wunderschön es die kleinen Küchlein im Einweckglas verziert hat. Wenn man so aktiv am Ablauf der Herstellung der Gerichte teilgenommen hat, dann macht auch der Verzehr dieser Mahlzeiten so viel mehr Spaß.

Wenn Sie offen an dieses Experiment herangehen, so werden Sie sehen, wie selbständig Ihr Kind schnell wird. Es entwickelt mit einer rasanten Geschwindigkeit ein super Gespür dafür, welche Zutaten zusammen passen und auf welche Weise sie am besten schmecken. Lassen Sie Ihrem Kind hier ruhig ein bisschen Freiraum, sodass es sich ausprobieren kann.

Einzelne Lebensmittel und ihre Vorzüge

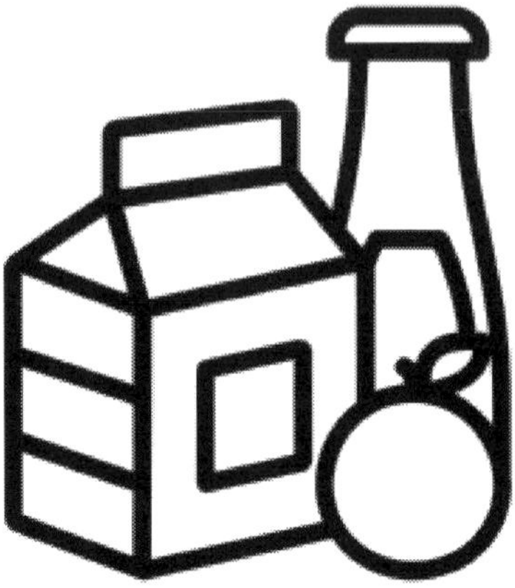

Auch wenn Ihnen die meisten Lebensmittel bereits bekannt sein werden und auch ihre Vorzüge, so werde ich Ihnen in diesem Kapitel noch einmal bestimmte Lebensmittel vorstellen, damit Sie einen besseren Überblick über die Vielfalt der Nahrungsmittel erhalten, die eine ausgewogene Ernährung ausmachen.

Ernährung ist eine Gewohnheitssache und Sie als Eltern befinden sich in der wichtigen Position, Ihrem Kind die richtigen Gewohnheiten beizubringen. Diese werden es über viele Jahre begleiten und sind ausschlaggebend für die späteren Ernährungsentscheidungen Ihres Kindes.

Eiweiße: Sie sind wichtig für die optimale Entwicklung der Muskeln und sollten deshalb in einer ausgewogenen Ernährung nicht fehlen. Da Fleischersatzprodukte, wie beispielsweise unterschiedliche Sojaprodukte, in den meisten Fällen viele Zusatzstoffe beinhalten, sind sie für die Ernährung eines Kleinkindes nicht ohne weiteres geeignet. Aus diesem Grund ist es sehr schwer, ein kleines Kind vollkommen vegetarisch aufzuziehen. Dies bedeutet jedoch nicht, dass Fleisch den

Hauptteil der Speise ausmachen sollte. Je nach Alter des Kindes sind sie jedoch eine angemessene Beilage.

Geflügel ist besonders fettarm, Sie sollten jedoch auf die Herkunft des Fleischs und seine Qualität achten. Es ist besser, gutes Fleisch in geringen Mengen in die Ernährung einzubringen, als billiges Fleisch in größeren Portionen. Putenfleisch, Hühnchen, Gans und Ente sind jedoch eine gute Alternative zu anderen Fleischsorten und außerdem mild im Geschmack. Darüber hinaus handelt es sich hierbei um weiches Fleisch, welches auch von kleinen Kindern vorsichtig zerkaut und runtergeschluckt werden kann.

Rindfleisch, Schweinefleisch, Lamm, Eier und Wurst sind ebenfalls tierische Produkte, die auf dem Ernährungsplan Ihres Kindes nicht fehlen sollten.

Fisch hat besondere Fettsäuren, die Omega-3-Fettsäuren, welche die Entwicklung des Gehirns fördern und außerdem Herz-Kreislauf-Erkrankungen vorbeugen. Sie finden sich in Seefisch.

Kohlenhydrate: Sie sind die Basis der Ernährung und versorgen den Körper Ihres Kindes mit ausreichend Energie. Da es sich rund um die Uhr in Bewegung hält und die Welt um sich herum erkundigt, benötigt ein Kleinkind im Vergleich zu seinem Körpergewicht relativ viele Kohlenhydrate. Diese finden sich in Nudeln und anderen Getreideprodukten, Kartoffeln, Reis und anderen Getreidesorten wie Haferflocken, Gerste, Buchweizen, Hirse, Quinoa und Couscous.

Gemüse und Obst: Es versorgt Ihr Kind mit allen notwendigen Vitaminen. Hülsenfrüchte wie Bohnen, Erbsen und Linsen sind außerdem reich an Ballaststoffen, welche die Verdauung positiv beeinflussen. Kohl kann schwer im Magen liegen, weshalb er in kleinen Mengen eingeführt werden sollte. Doch es spricht nichts gegen die vielfältige Palette an Gemüsesorten von Gurke über Tomaten und Zucchini bis hin zu Salat und Paprika. Kürbis ist ebenfalls eine sehr bekömmliche Zutat, die in vielen Speisen sehr gut zur Geltung kommt.

Milchprodukte: Sie sind besonders bei kleinen Kindern sehr wichtig, da sie eine tolle Kalziumquelle darstellen. Sie sollten jedoch beachten, dass Ihr Kind ab der Vollendung des ersten Lebensjahres deutlich weniger Milch benötigt als bisher. Es bezieht zahlreiche Nähstoffe nun aus anderen Lebensmitteln. Ab dem zweiten Lebensjahr können Kuhmilch und andere Milchprodukte wie Frischkäse, Schnittkäse und Joghurt ebenfalls immer stärker in die Ernährung Ihres Kindes integriert werden.

Verschiedene Ernährungsformen

Die unterschiedlichsten Ernährungsformen sind in aller Munde und die verschiedensten Strategien verbreiten sich immer stärker. Neben vegetarischer und veganer Ernährung ziehen auch Low-Carb-, Rohkost-, Paleo- oder Non-Carb-Ernährung in vielen Haushalten ein. In den meisten Fällen gehen diese Bewegungen von den Damen des Hauses aus, welche die neuste Strategie zum erfolgreichen Abnehmen ausprobieren möchten. Doch auch an den kleinen Kindern des Haushaltes ziehen diese Ernährungsformen nicht spurlos vorbei. Schon lange versuchen viele Familien, ihre Kinder ohne den Zusatz von Zucker zu ernähren und Süßigkeiten oder zuckerhaltige Getränke komplett vom Ernährungsplan ihrer Sprösslinge zu streichen. Auch Sie verfolgen vielleicht eine bestimmte Ernährungsform und fragen sich nun, ob diese für Ihr Kleinkind auch verwendbar ist oder vielleicht zu irgendwelchen Schäden oder Mangelerscheinungen führen könnte.

Vegetarisch, vegan: Grundsätzlich ist dagegen nichts einzuwenden. Mit der vegetarischen oder veganen Ernährungsform verbinden sich in den meisten Fällen nicht nur körperliche bzw. gesundheitliche Vorteile. Vielmehr steht hinter der Entscheidung zu einem solchen

Ernährungsstil meist eine bestimmte Überzeugung. Sei es das Wohl der Tiere oder aber ein nachhaltiger Umgang mit unserem Planeten und den Ressourcen, die uns zur Verfügung stehen. Selbstverständlich sollen diese Überzeugungen und Ansichten auch an das kleinste Mitglied der Familie weitergegeben werden. Dagegen spricht eigentlich auch nichts. Eine vegetarische oder vegane Ernährung ist weitestgehend auf den Verzehr von Gemüse, Obst und Getreide ausgerichtet. Der Verzehr von Milch, als Kalziumquelle, und Fleischprodukten, als Proteinquelle, ist für kleine Kinder jedoch sehr wichtig. Viele Sojaprodukte sind für Kleinkinder nicht geeignet, aus diesem Grund kann es sich manchmal schwierig gestalten, ausreichend andere Lebensmittel zu finden, welche genug Eiweiß und wichtige Mineralen spenden. Sie sollten gegebenenfalls mit Ihrem Kinderarzt besprechen, wie Sie die Ernährung Ihres Kindes noch optimieren können und dabei eine vegetarische oder vegane Ernährungsform in seinen Alltag integrieren zu können.

Rohkosternährung: Auch dieser Ernährungsstil findet stetig mehr Anhänger. Rohes Obst und Gemüse sollten in der täglichen Lebensmittelliste Ihres Kindes auf jeden Fall vorkommen. Doch bei einer rohköstlichen Ernährung fallen viele tierische Produkte, wie Fleisch und Eier weg, da ein Kleinkind diese noch nicht in rohem Zustand verzehren sollte. Darüber hinaus können wichtige Nährstoffquellen wie Hülsenfrüchte und zahlreiche Getreidesorten oder Kartoffeln und Reis nur in gegarter Form gegessen werden. Auch sie fallen deshalb bei einer rohköstlichen Ernährung weg. Salate aus Gemüse und Obst sind ein wichtiger Bestandteil der Ernährung, doch für ein Kleinkind wäre eine rohköstliche Ernährung in vielen Situationen zu eintönig und nährstoffarm. Aus diesem Grund sollten Sie Ihrem Kind während seiner Kindheit noch keine rohköstliche Ernährung angewöhnen. Die Grundlagen können jedoch bereits gefestigt werden, sodass sich Ihr Kind zu einem späteren Zeitpunkt selbst dazu entscheiden kann, diese Ernährungsform in sein Leben zu integrieren.

Low-Carb und No-Carb: Diese Ernährungsformen sehen vor, nur eine geringe Menge an Kohlenhydraten zu sich zu nehmen. Für eine erwachsene Person, die ein bestimmtes Ziel verfolgt und Gewicht verlieren möchte, kann dies durchaus positiv sein. Doch Ihr Kind befindet sich in einem Alter, in welchem sein Körper Hochleistung bringen muss, ständig in Bewegung ist und ein Wachstumsschub den nächsten jagt. Ihr Kind benötigt in dieser Zeit zahlreiche Kohlenhydrate, damit sein Körper diese Leistung erbringen kann und mit ausreichend Energie versorgt wird. Aus diesem Grund bietet sich eine kohlenhydratarme Ernährung im Kindesalter nicht an. Sie können jedoch darauf achten, gesunde Kohlenhydrate zu verwenden, indem Sie auf Vollkornprodukte umsteigen und auf die Inhaltsstoffe von Brot und Nudeln achten.

• Vollkornnudeln (352) • Reis (352 kcal) • Kartoffeln (70 kcal)	• Quinoa (374 kcal) • Süßkartoffeln (86 kcal) • Buchweizen (346 kcal)

Hinweis: (Kcal/100g ungekocht)

Zuckerfreie Ernährung: Viele Eltern sorgen sich ganz besonders um die Gesundheit und die Zähne ihres Kindes und möchten, dass dieses einen optimalen Start in sein Leben hat. Die Ernährung spielt in diesem Zusammenhang eine wichtige Rolle und besonders Zucker hat meist schlechte Auswirkungen auf den menschlichen Körper. Das trifft auch auf den Körper eines Kleinkindes zu. Zuckerhaltige Getränke zum Beispiel können zu Karies führen. Die Zähne sind bei einem kleinen Kind noch deutlich weniger geschützt als bei einem Erwachsenen und deshalb sehr viel empfindlicher. Auch besonders Säurehaltige Lebensmittel sollten deshalb nur in Maßen genossen werden. Heut zu tage finden Eltern in zahlreichen zuckerfreien Rezepten Anregungen, um den Alltag ihres Kindes möglichst zuckerfrei zu gestalten. Dies reicht bis zu Kuchen, die ohne raffinierten Zucker zubereitet werden. Ganz herumkommen können Sie um den berüchtigten Zucker dann jedoch doch nicht. Denn auch in Obst und Früchten ist Zucker in Form von Fruchtzucker enthalten. Außerdem müssen Sie sich darüber im Klaren sein, dass Ihr Kind früher oder später, nämlich beim Kontakt zu anderen Kindern im Kindergarten, auch ungesunde Lebensmittel gezeigt und angeboten bekommen werden wird. Auf Kindergeburtstagen werden nicht nur gesunde Gerichte auf den Tisch kommen, sondern eben auch Süßigkeiten. Es kommt deshalb auf ein passendes Gleichgewicht an. Sie müssen verstehen, dass Sie Ihr Kind nicht sein ganzes Leben lang vor Zucker schützen können, doch wenn Sie es schaffen, gesunde Lebensmittel schmackhaft zu machen, dann wird es auch zu diesen greifen. Absolut verbotenes erscheint uns in den meisten Fällen umso interessanter. Und Sie möchten sicherlich auch nicht riskieren, dass Ihr Kind nicht zu Kindergeburtstagen gehen kann oder auf diesen zu einem Außenseiter wird, nur weil es keine gezuckerten Speisen verzehren darf.

Doch Geburtstage und andere Feierlichkeiten sind stets nur Ausnahmen, sie bestimmen nicht den Alltag. In diesem Alltag ist es durchaus von Vorteil, wenn Sie raffinierten Zucker umgehen und versuchen, auf gesunde Lebensmittel auszuweichen. Viele Speisen lassen sich auch mit Honig oder Stevia süßen, was sie sehr viel bekömmlicher macht. Auch frisches Obst kann viele gesüßte Leckereien ersetzen, ohne dass Ihr Sprössling das Gefühl hat, auf etwas tolles verzichten zu müssen und sich deshalb zu Süßigkeiten nur umso mehr hingezogen zu fühlen.

Sie werden sicher das richtige Gleichgewicht finden, versuchen Sie, bei der Suche nach diesem Gleichgewicht entspannt zu bleiben und sich nicht zu sehr zu verkrampfen. Denn die Ernährung sollte stets etwas positives sein, etwas das Spaß macht und Sie und Ihre Familie verbindet.

Tolle Lunchboxen für Kindergarten und Schule kreieren

Bisher bin ich besonders auf die Zubereitung derjenigen Speisen eingegangen, die anschließend über mehrere Wochen verteilt bei den gemeinsamen Mahlzeiten eingenommen werden. Doch ebenso wichtig wie die Zeit mit Ihnen zu Hause ist eben die Zeit, in welcher sich Ihre Kinder in fremder Betreuung befinden. In den meisten Kindergärten wird das Mittagessen gestellt, weshalb Sie kaum Einfluss auf die Mittagsmahlzeit Ihres Sprösslings haben. Doch werden in den kleinen Pausen durchaus Snacks eingenommen. Mit Hilfe von Meal Prep wird es Ihnen möglich sein, tolle kleine Pakete für Ihr Kind zusammenzustellen. Auf diese Weise stellen Sie sicher, dass Ihr Kleines sich ausgewogen ernährt und eine ausreichende Menge an Nährstoffen zu sich nimmt. Besonders wichtig ist hierbei, kreativ zu werden, denn Kinder mögen es vor allem farbenfroh und in Formen, die sie an ihre Spielzeuge erinnern. Ein kleines Boot aus einem Kräcker, mit einem kleinen Mast und einer Käsescheibe als Flagge sieht weitaus schmackhafter aus, als ein trockenes Stück Brot mit Käse. Sie versuchen, Ihr Kind spielerisch an eine gesunde Ernährung heranzuführen. Diese kreative Zubereitungsform ist nicht nur für Ihr Kind schön. Auch Sie selbst fühlen sich dadurch auf eine ganz neue Weise mit Ihrem Sprössling verbunden.

Toll ist außerdem, dass der Vielfalt diesen Lunchboxen kaum Grenzen gesetzt werden können. Obst, Gemüse, Fleisch, alles lässt sich verarbeiten. Da Sie Ihre Zutaten bereits in kleinen Portionen abgepackt haben, können Sie diese nun ganz problemlos so zusammenführen, wie es Ihnen beliebt.

Sie können sogar dazu übergehen, dass Ihr Kind sein Essen selbst am Abend vorher zusammenstellt. Meist ist abends vor dem zu Bett gehen eine ruhige Minute, in welcher man den nächsten Morgen vorbereiten kann. Dies ist auch der richtige Moment, um gemeinsam zu überlegen, was am nächsten Tag schönes seinen Weg in die Lunchbox finden soll. Ihr Kind freut sich, sieht sich als einen Teil des Ganzen und geht am nächsten Tag glücklich in den Kindergarten oder die Schule, weil es weiß, dass es in seiner Tasche ein ganz besonderes Essen für die Pause mit sich trägt.

Rezepthinweise

Abkürzungen für die Rezepte

Pck. = Packung
St = Stück
g = Gramm
kg = Kilogramm
ml = Milliliter
cm = Zentimeter
cl = Zentiliter
l = Liter
Msp. = Messerspitze
TL = Teelöffel
EL = Esslöffel
n.B.= nach Bedarf

Bitte beachten Sie, dass Sie beim Würzen der Speisen aufpassen. Das heißt nicht zu stark würzen. Lieber etwas weniger. Wichtig ist dabei, wie das Kind darauf reagiert, da manche Kinder allergisch reagieren können.

Schutz vor Bakterien und Co

- Keine rohen Lebensmittel vom Tier (Fisch, Eier, Fleisch, Rohmilch) zu sich nehmen und erhitzen Sie diese Lebensmittel bei 70 Grad für mindestens 2 Minuten.
- Salat, Gemüse und Obst immer gründlich waschen.
- Vor und nach dem Essen die Hände desinfizieren.
- Lagern und verarbeiten Sie rohe Lebensmittel getrennt.

- Das Hände waschen und das Waschen von Lebensmittel kann man gemeinsam mit dem Kind machen. Somit lernt das Kind den Umgang mit der Hygiene und dem Lebensmitteln.

Viel Spaß beim Kochen.

Herzhafte Snacks

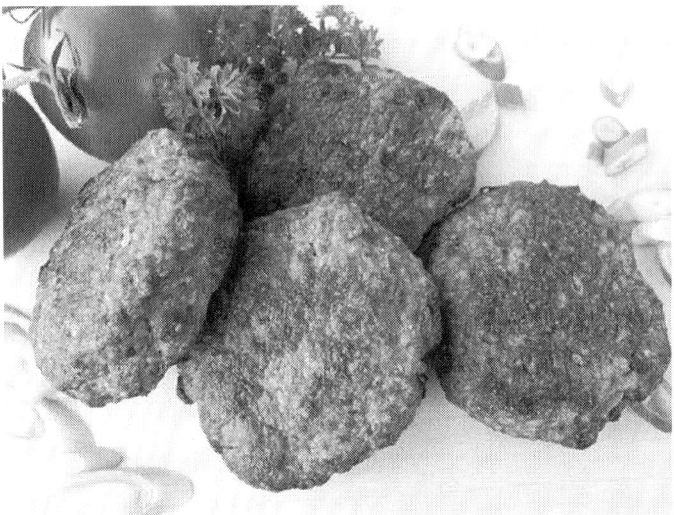

Frikadellen

25 Minuten leicht

Zutaten

350 g Hackfleisch | 1 ½ Eier | 1 Zwiebel | 1 Knoblauchzehe | 2 EL Semmelbrösel | 1 TL Senf | Paprikapulver | Salz | Pfeffer

Zubereitung

1. Alle Zutaten miteinander vermengen und mit Paprikapulver, Salz und Pfeffer abschmecken.
2. Mit feuchten Händen kleine Bällchen formen und diese etwas flach drücken und im Kühlschrank für **1 Stunde** ziehen lassen.
3. Etwas Öl in einer Pfanne erhitzen und die Frikadellen darin anbraten.

Was man wissen sollte: *Hackfleisch hat einen sehr hohen Eisenanteil und enthält Zink, sowie Vitamine B12. Das Rinderhackfleisch aus Weidehaltung hat beispielsweise ein für Menschen ideales Verhältnis an Omega 3- zu Omega 6-Fettsäuren.*

NOTIZEN: ______________________________

____

____

Hackklößchen

25 Minuten leicht

Zutaten

½ Brötchen (1 Tag alt) | ½ Zwiebel | 1 TL Pflanzenöl | 1 Ei | ½ EL Petersilie | 150 g Hackfleisch (gemischt) | Etwas Maismehl | Salz | Pfeffer

Zubereitung

1. Den Backofen auf 180°C Umluft vorheizen.
2. Das halbe Brötchen in lauwarmem Wasser einweichen lassen.
3. Die Zwiebel schälen, fein hacken und in einer Pfanne mit etwas Öl glasig anschwitzen.
4. Die Petersilie waschen und fein hacken.
5. Die glasigen Zwiebeln mit dem Ei, der fein gehackten Petersilie und dem aufgeweichten Brötchen vermengen.
6. Das Hackfleisch unterheben und mit etwas Salz, sowie Pfeffer würzen.
7. Alles miteinander vermengen und zu kleinen Kugeln formen. Gegebenenfalls etwas Maismehl zugeben bis der Teig formbar und nicht zu weich ist.
8. Die Kugeln im Maismehl wenden und im vorgeheizten Backofen für **15 Minuten** backen.

Gemüsemuffins

30 Minuten mittel

Zutaten

110 g Möhren | 110 g Mehl | 75 g Zucchini | 75 ml Wasser | 40 g geriebener Emmentaler | 7 Stiele Schnittlauch | 2 Eier | 2 ½ EL Sonnenblumenöl | 1 TL Backpulver | Salz

Zubereitung

1. Die Möhren schälen und fein reiben.
2. Die Zucchini waschen und ebenfalls fein reiben.
3. Den Schnittlauch in feine Röllchen schneiden.
4. Das Mehl mit Backpulver und einer Prise Salz verrühren, anschließend Eier, Öl und Wasser unterrühren.
5. Zum Schluss erst das Gemüse und den Käse unterheben.
6. Den Teig auf ein sauberes Geschirrtuch geben und die überflüssige Flüssigkeit ausdrücken.
7. Den Teig in Muffinförmchen füllen.
8. Den Backofen auf 180 Grad vorheizen und die Muffins für **15 Minuten** in den Backofen geben.

Was man wissen sollte: *Schnittlauch besitzt eine Schwefelverbindung, die den Blutdruck und auch den Blutzucker senken. Außerdem hat es einen hohen Vitamine K-Gehalt.*

Pizza- Muffins

45 Minuten mittel

Zutaten für 6 Muffins

110 g Dinkelmehl Type 630 | 30 g Haferflocken | ¼ Packung Backpulver | 125 ml Buttermilch | 1 Ei | 25 g getrocknete Tomaten | 25 g Gouda | 75 g Mais aus der Dose | 55 g Schinkenwürfel | ½ EL Rapsöl | Prise Salz

Zubereitung

1. Die trockenen Zutaten in eine Schüssel geben und die Buttermilch, sowie das Ei dazu geben.
2. Alles miteinander gut vermischen, bis eine homogene Teigmasse entsteht.
3. Die getrockneten Tomaten in Streifen schneiden und den Käse fein raspeln.
4. Den Mais abtropfen lassen und die Tomaten, den Käse, den Schinken und den Mais unter den Teig rühren.
5. Den Backofen auf 180 °C Umluft vorheizen.
6. Papierförmchen in die Mulden eines Muffinblechs setzen, mit etwas Öl einfetten und mit dem fertigen Teig befüllen.
7. Im vorgeheizten Backofen für ca. **30 Minuten** backen.

Was man wissen sollte: *Dinkelmehl behält viele Vitalstoffe und Mineralstoffe, wie Kalium, Kalzium und einen hohen Magnesiumanteil.*

Käse-Spinat-Muffins

40 Minuten mittel

Zutaten für 6 Muffins

130 g Kichererbsenmehl | 1 TL Backpulver | 55 g Gouda | 170 g Spinat (TK) | 1 Zwiebel | 70 ml Milch | 15 ml Sonnenblumenöl | Salz | Pfeffer | Muskat

Zubereitung

1. Den Backofen auf 180 °C Ober-/Unterhitze vorheizen und den Käse fein raspeln.
2. Das Mehl, das Backpulver und der geriebene Käse in eine Schüssel geben und miteinander verrühren.
3. Die Zwiebel schälen, fein hacken und gemeinsam mit dem Spinat in einer Pfanne mit etwas Öl anbraten.
4. Das Ganze mit den Gewürzen verfeinern und danach in die Schüssel geben.
5. Die Milch sowie das Sonnenblumenöl ebenfalls in die Schüssel geben und alles miteinander vermengen, bis eine homogene Masse entsteht.
6. Papierförmchen in die Mulden eines Muffinblechs setzen, mit etwas Öl einfetten und mit dem fertigen Teig befüllen.
7. Im vorgeheizten Backofen für ca. **30 Minuten** backen.

Was man wissen sollte: *Kichererbsenmehl enthalten viel Eisen und Folsäure. Außerdem senkt die Kichererbse durch einen hohen Saponin Gehalt den Blutfettwert.*

Flammkuchen-Schnecken

35 Minuten mittel

Zutaten

200 g Pizzateig | 170 g Quark | 150 g Kochschinken | 1 Bund Frühlingszwiebeln | 1 Bund Schnittlauch | Salz | Pfeffer

Zubereitung

1. Den Backofen auf 180 °C Ober-/Unterhitze vorheizen und ein Backbleck mit Backpapier auslegen.
2. Den Kochschinken fein würfeln.
3. Den Schnittlauch und die Frühlingszwiebel waschen und in Ringe schneiden.
4. Den Quark in eine Schüssel geben und mit etwas Wasser fein rühren, so dass eine cremige Masse entsteht.
5. Den Teig ausrollen und mit dem Quark bestreichen, dabei einen 2 cm breiten Rand aussparen.
6. Kochschinken und Frühlingszwiebeln auf dem Teig verteilen und mit Pfeffer, sowie Salz würzen.
7. Den Pizzateig an der Längsseite aufrollen. Mit einem Messer in Scheiben schneiden und die Schnecken auf dem Backblech verteilen.
8. Im vorgeheizten Backofen für ca. **10 bis 15 Minuten** backen.
9. Die Schnecken auskühlen lassen und mit Schnittlauch bestreuen.

Was man wissen sollte: *Quark ist sehr eiweißreich und stärkt Knochen und Zähne. Außerdem kann man es vielseitig anwenden.*

Omelette Snack

25 Minuten leicht

Zutaten

1 Paprika | 50 g Möhren | 2 Eier | 1 EL Schlagsahne | 20 g Käse | ½ EL Butter | Salz | Pfeffer

Zubereitung

1. Den Backofen auf 180 °C Ober-/Unterhitze vorheizen und ein Backbleck mit Backpapier auslegen.
2. Die Paprika waschen, entkernen und in kleine Würfel schneiden.
3. Die Möhren waschen, schälen und klein raspeln.
4. Die Eier mit der Sahne verquirlen und mit Salz und Pfeffer würzen.
5. In einer Pfanne die Butter erhitzen und die Paprikawürfel, sowie die geraspelten Möhren leicht anschwitzen.
6. Die Eier hinzufügen, mit Käse bestreuen und die Pfanne im vorgeheizten Backofen für **20 Minuten** goldbraun backen.

Was man wissen sollte: *Eier ist ein guter Eiweißlieferant und haben wichtige Nährstoffe und Fettsäuren. Der Mythos, dass der Cholesteringehalt steigt stimmt übrigens nicht.*

NOTIZEN: ______________________________

____

____

Kartoffelschinken-Kuchen

20 Minuten mittel

Zutaten

200 g Kartoffeln | 50 g gekochter Schinken | 1 Ei (Eigelb) | ½ EL Olivenöl | 25 g Emmentaler | ½ TL Rosmarin | ½ TL Thymian | ½ EL Basilikum | Salz | Pfeffer

Zubereitung

1. Den Backofen auf 180 °C Ober-/Unterhitze vorheizen und ein Backbleck mit Backpapier auslegen.
2. Die Kartoffeln schälen, klein reiben, in einem Küchentuch ausdrücken und in eine Schüssel geben.
3. Den Schinken in Würfel schneiden und zu den Kartoffeln geben.
4. Das Ei trennen und das Eigelb dazu geben.
5. Die Kräutern, das Öl, den Käse unterheben und mit Pfeffer und Salz verfeinern.
6. Alles miteinander vermengen und in eine Backform geben.
7. Im vorgeheizten Backofen ca. **40 Minuten** backen.

Was man wissen sollte: *Kartoffeln sind reich an Antioxidans, verdauungsfördernden Ballaststoffen und kalorienarm.*

NOTIZEN: ______________________________

____

____

Auberginen - Snack

20 Minuten leicht

Zutaten

1 Aubergine | 1 Ei | 1 EL Quark | 2 EL Mehl | 3 EL Semmelbrösel | 25 g gemahlene Haselnüsse | Salz | Pfeffer | Öl zum Braten

Zubereitung

1. Die Aubergine waschen, in Würfel schneiden und für **5 Minuten** in einen Topf kochen lassen.
2. Die Aubergine abgießen und mit dem Ei, Quark, Haselnüssen, Mehl und Semmelbrösel zu einer homogenen Teigmasse vermengen.
3. Das Ganze mit Pfeffer und Salz verfeinern.
4. Aus dem Teig kleine Pfannkuchen formen und in einer Pfanne mit Öl von jeder Seite für ca. **1 Minuten** goldbraun backen.
5. Auf Küchenkrepp abtropfen lassen und abkühlen lassen.

Was man wissen sollte: *Auberginen besitzen viele wichtige Ballaststoffe, die vor Verdauungsproblemen schützen.*

NOTIZEN: ____

____

____

Karottencracker

40 Minuten leicht

Zutaten

4 Karotten | 4 EL Leinsamen geschrotet | 3 EL Sesam | 3 EL Chiasamen | 1 EL Johannisbrotkernmehl | Salz | Pfeffer

Zubereitung

1. Die Karotten schälen und fein raspeln.
2. Alle Zutaten miteinander vermengen und die Masse zu einem Ball formen.
3. Den Teig zwischen zwei Backpapierstreifen ausrollen.
4. Desto dünner der Teig, umso knuspriger die Cracker.
5. Den Backofen auf 180 Grad vorheizen und die Cracker für **25 Minuten** in den Backofen geben.
6. Mit einem Messer die Cracker zuschneiden.

Was man wissen sollte: *Karotten besitzen Betacarotin. Betacarotin wird im Körper zu Vitamine A umgewandelt, was sehr wichtig für die Sehstärke des Kindes ist.*

NOTIZEN: ____

____

____

Süße Snacks

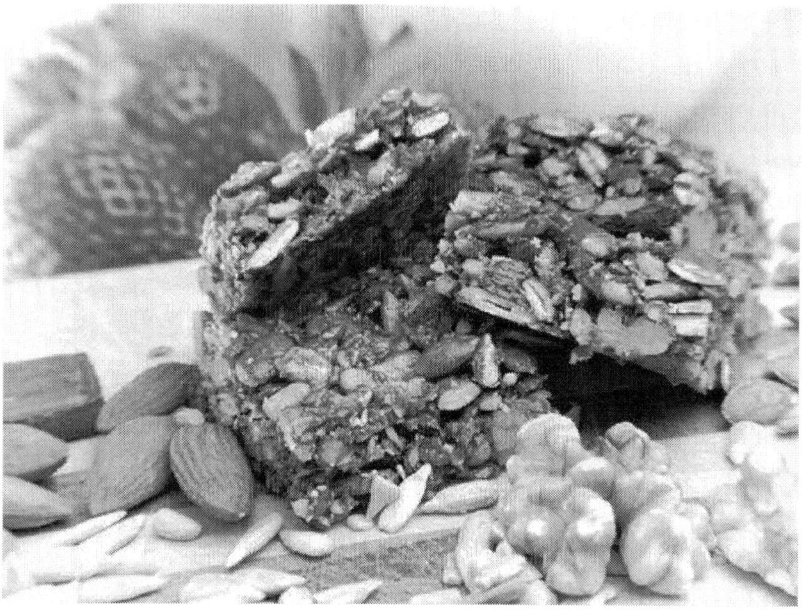

Power-Müsli

10 Minuten leicht

Zutaten

200 g Naturjoghurt | 40 g Haferflocken | 5 Haselnüsse | 1 Banane | 1 Apfel | 2 TL Sonnenblumenkerne | 1 TL Honig

Zubereitung

1. Den Naturjoghurt mit dem Honig vermengen und in ein verschraubares Glas füllen. Dabei 1/3 des Joghurts zur Seite stellen.
2. Den Apfel waschen, entkernen und fein über den Joghurt raspeln.
3. Die Banane klein schneiden und gemeinsam mit den Haferflocken dazu geben.
4. Jetzt den Rest des Joghurts darüber geben und mit den Haselnüssen sowie den Sonnenblumenkernen garnieren.

Was man wissen sollte: *Müsli ist ein guter Snack für Zwischendurch und für einen perfekten Start in den Tag. Lecker, schnell, gesund und so abwechslungsreich.*

NOTIZEN: ____________________

____

____

Sirupriegel

30 Minuten mittel

Zutaten für 8 Riegel

1 ½ Tassen Haferflocken | 1/2 Tasse Sonnenblumenkerne | 2 EL Sojaöl | 2 EL Zuckerrübensirup

Zubereitung

1. Das Sirup mit dem Öl in einem Topf erhitzen und die restlichen Zutaten unterrühren.
2. Eine Kuchenform mit Backpapier auslegen und die Masse hineingeben.
3. Den Backofen auf 200 Grad vorheizen und die Masse für **20 Minuten** backen lassen.
4. Die Sirupriegel abkühlen und in 8 Riegel schneiden.

Was man wissen sollte: *Man kann die Menge der Zutaten variieren, dass man mehr Riegel erhält. Die Riegel kann man kühl aufbewahren und immer wenn man Heißhunger auf was Süßes hat zugreifen.*

NOTIZEN: ______________________________

____

____

Müsliriegel

35 Minuten leicht

Zutaten

200 g Haferflocken | 50 g Rosinen | 100 ml Nussmilch | 2 reife Bananen | 1 EL Kokosöl | 2 EL Nussmus | 1 EL Honig | 1 EL Zimt | 1 TL Vanillepulver

Zubereitung

1. Die Banane mit einer Gabel zerdrücken.
2. Alle Zutaten in eine Schüssel geben und miteinander vermengen.
3. Eine Kuchenform mit Backpapier auslegen und die Masse hineingeben und glatt streichen.
4. Den Backofen auf 180 Gradvorheizen und die Müsliriegel für **25 Minuten** in den Backofen geben.
5. Die Masse abkühlen lassen und in Riegel schneiden.

Was man wissen sollte: *Nussmus bzw. Nussmilch kann nach Geschmack ausgewählt werden, zum Beispiel Haselnuss, Cashewnuss, Mandel oder auch Kokos.*
Die Riegel halten in einer Dose und im Kühlschrank gelagert ca. ***5 Tage****.*

NOTIZEN: ______________________________

____

____

Frucht-Müsliriegel

15 Minuten mittel

Zutaten

150 g Haferflocken | 80 g Trockenfrüchte | 70 g Honig | 30 g Butter | 20 g Sonnenblumenkerne | 20 g brauner Zucker | 15 g Sesamsamen

Zubereitung

1. Die Trockenfrüchte klein schneiden.
2. Die Butter mit Honig und Zucker in einen Topf geben und schmelzen lassen.
3. Anschließend die restlichen Zutaten in den Topf geben und unter Rühren für **1 Minute** kochen lassen.
4. Die Masse auf ein mit Backpapier ausgelegtes Backblech legen und erkalten lassen.
5. Die abgekühlte Masse in Stücke schneiden.

Was man wissen sollte: *Haferflocken zählen zu den gesündesten Lebensmitteln. Sie sind glutenarm, enthalten wichtige Vitamine(Vitamin B1- und B6, Eisen), Mineralien(Magnesium, Phosphor, Eisen und Zink), Ballaststoffe und Antioxidantien.*

NOTIZEN: ______________________________

____

____

Riegel aus Nektarinen

30 Minuten mittel

Zutaten für 8 Riegel

300 ml Kokosmilch | 40 g Kokosmehl | 40 g Kokosöl | 3 Nektarinen | 4 EL Apfelmus | 4 EL Kokosraspel | 2 EL Pfeilwurzelmehl | 2 EL Wasser | 2 EL Gelatine | 1 EL Zitronensaft | 3 TL Zimt | Salz

Zubereitung

1. Das Kokosmehl mit Pfeilwurzelmehl, Kokosöl, 1 TL Zimt, Wasser und einer Prise Salz miteinander vermengen und zu einem Teig verkneten.
2. Eine Brotbackform oder eine Kuchenform mit Backpapier auslegen den Teig hineingeben.
3. Den Backofen auf 160 Grad vorheizen und die Masse für **20 Minuten** in den Backofen geben.
4. Die Nektarinen klein schneiden.
5. Etwa 200 ml der Kokosmilch, 2 TL Zimt, Apfelmus und Zitronensaft in einem Topf erwärmen.
6. Die Gelatine in der restlichen Kokosmilch auflösen, anschließend mit in den Topf geben und alles miteinander verrühren.
7. Die Nektarinen und 2 EL Kokosraspel unterrühren.
8. Die Gelatinemasse über den ausgekühlten Boden geben.
9. Alles für **2 Stunden** in den Kühlschrank stellen, anschließend mit den restlichen Kokosraspeln bestreuen und zu Riegeln schneiden.

Was man wissen sollte: *Kokosöl ist reich an Omega 3 Fettsäuren, was wichtig ist für die Gehirnentwicklung des Kindes.*

Energiebälle

20 Minuten leicht

Zutaten

200 g Softfeigen | 5 EL Sesam | 3 EL Kokosöl | 2 TL Kakao | Salz

Zubereitung

1. Alle Zutaten in eine Schüssel eben und etwas pürieren.
2. Etwa 2 EL Sesam überlassen.
3. Die Masse für **15 Minuten** in den Kühlschrank stellen.
4. Aus der Masse kleine Bällchen formen und im restlichen Sesam wälzen.

Was man wissen sollte: *Feigen sind reich an Magnesium und enthalten verdauungsfördernde Enzyme.*

NOTIZEN:

Kichererbsenriegel

30 Minuten leicht

Zutaten

100 ml Mandelmilch | 65 g Zartbitterschokolade | 65 g Erdnussbutter | 30 g Haferflocken | 1 Dose Kichererbsen | 1 TL Honig | 1 TL Chiasamen | 1 TL Backpulver

Zubereitung

1. Die Kichererbsen abgießen und abspülen.
2. Die Schokolade grob hacken.
3. Alle Zutaten, bis auf die Mandelmilch, in eine Schüssel geben und pürieren.
4. Die Mandelmilch hinzugeben, bis ein cremiger Teig entsteht.
5. Eine Kuchenform mit Backpapier auslegen und die Masse hineingeben und glatt streichen.
6. Den Backofen auf 180 Grad vorheizen und die Masse für **18 Minuten** in den Backofen geben.
7. Die abgekühlte Masse zu Riegeln schneiden.

Was man wissen sollte: *Mandelmilch enthalten wichtige Mineralstoffe wie Magnesium, Kalzium und Kalium.*

NOTIZEN: ______________________________________

____

____

Fruchtschnitte

15 Minuten mittel

Zutaten

150 g getrocknete Cranberries | 100 g getrocknete Aprikosen | 100 g feine Haferflocken | 50 g getrocknete Datteln | 30 g Sonnenblumenkerne | 4 rechteckige Oblaten | 1 EL Apfelsaft

Zubereitung

1. Die Trockenfrüchte grob hacken.
2. Alle Zutaten, bis auf die Oblaten, in eine Schüssel geben und alles pürieren, bis die Masse streichfähig ist.
3. Die Masse auf zwei rechteckige Oblaten streichen und die jeweils anderen Oblaten als Deckel drauflegen.
4. Die Fruchtschnitten für **1 Stunde** etwas beschweren, zum Beispiel mit einem Topf.

Was man wissen sollte: Cranberries schützen das Immunsystem und haben einen hohen Vitamine C Gehalt.

NOTIZEN: ____

____

____

Müsli-Muffins

30 Minuten mittel

Zutaten

250 g Magerquark | 200 g Vollkornmehl | 100 g zarte Haferflocken | 100 ml Sonnenblumenöl | 80 g Zucker | 2 reife Bananen | 1 Ei | 1 Pck. Vanillezucker | 2 EL getrocknete Cranberries | 1 ½ TL Backpulver

Zubereitung

1. Das Öl mit Zucker und Vanillezucker cremig rühren, anschließend das Ei und den Quark unterrühren.
2. Das Mehl mit Haferflocken und Backpulver verrühren und unter den Teig heben.
3. Die Bananen mit einer Gabel zerdrücken und mit den Cranberries unter den Teig heben.
4. Die Muffinförmchen einfetten und den Teig hineingeben.
5. Den Backofen auf 180 Grad vorheizen und die Muffins für **22 Minuten** in den Backofen geben.

Was man wissen sollte: *Vollkornmehl haben viel Ballaststoffe und halten somit lange satt.*

NOTIZEN:

Beerentraum-Oats

15 Minuten leicht

Zutaten für 1 Portion

80 g Erdbeeren | 80 g Himbeeren | 80 g Joghurt | 100 ml Hafermilch | 1 TL Chia Samen | 40 g Haferflocken

Zubereitung

1. Am Vorabend die Erdbeeren waschen, den Strunk entfernen und klein schneiden.
2. Den Joghurt mit der Hafermilch, Haferflocken, Chia Samen und den Früchten vermengen und über Nacht in den Kühlschrank stellen.

Was man wissen sollte: *Erdbeeren verhindern das Blutzuckerspitzen im Körper entstehen und enthalten viel Vitamine C.*

NOTIZEN: ______________________________

____

____

Chia Oats

10 Minuten mittel

Zutaten

50 g Himbeeren | 50 g Blaubeeren | 50 g Haferflocken | 1 EL Chia-Samen | 90 ml Kokosmilch | 2 TL Agavendicksaft

Zubereitung

1. Die Haferflocken mit Kokosmilch, Chia Samen und Agavendicksaft in eine Schüssel geben und alles miteinander vermengen.
2. Die Haferlocken für **2 Stunden** in den Kühlschrank stellen und quellen lassen.
3. Die Himbeeren und Blaubeeren waschen und unter die Haferflockenmischung heben.

Was man wissen sollte: *Chiasamen versorgen den Körper mit wichtigen Omega 3 und Omega 6 Fettsäuren, sowie Eisen, Kalzium und Kalium.*

NOTIZEN: ____

____

____

Spinat Oats

10 Minuten leicht

Zutaten

45 g Haferflocken | 1 HV Spinat | 1 Banane | 1 ½ EL Chia-Samen | 100 ml Mandelmilch

Zubereitung

1. Den Spinat mit Mandelmilch, Banane und Chia Samen zu einer glatten Masse pürieren.
2. Die Haferflocken unter die Spinatmischung geben und für **2 Stunden** in den Kühlschrank stellen und quellen lassen.

Was man wissen sollte: *Spinat ist der Allrounder in der Küche und darf im Speiseplan nicht fehlen. Es hat sehr viele positive Eigenschaften und besitzt viele lebenswichtigen Mineralstoffen und Vitaminen (Vitamin C und E, Mineralstoffe, Magnesium und Folsäure).*

NOTIZEN: ______________________________

____

____

Mandel Oats

30 Minuten mittel

Zutaten

½ HV Mandeln | 55 g Quinoa | 2 EL Mandelmus | 2 EL Chiasamen | 1 EL Ahornsirup | ½ TL Vanilleextrakt | 110 ml Mandelmilch

Zubereitung

1. Die Chia Samen in die Mandelmilch geben und für **60 Minuten** quellen lassen.
2. Die Quinoa abwaschen und in einen Topf mit 3 Tassen Wasser geben und zum Kochen bringen, anschließend für **20 Minuten** köcheln lassen.
3. Die Mandeln grob hacken.
4. Die aufgequollenen Chia Samen mit Quinoa, Mandelmus, Ahornsirup und Vanilleextrakt in eine Schüssel geben und alles gut miteinander vermengen.
5. Die Masse auf Gläser verteilen und etwas von den gehackten Mandeln darüber geben.

Was man wissen sollte: *In Mandeln stecken voller gesunder Nährstoffe. sind Mandeln ist eine hervorragende Quelle für Vitamin E, Vitamin B2, Ballastoffen und Magnesium.*

NOTIZEN: ____

____

____

Oats mit Kompott

25 Minuten mittel

Zutaten für Oats

70 g Haferflocken | 1 EL Chiasamen | 70 g Naturjoghurt | 150 ml Mandelmilch | ½ EL Kokosraspeln | Zimt

Zutaten für Kompott

90 g Rhabarber | 100 g Erdbeeren | 20 ml Wasser | Zimt | ½ EL Honig

Zubereitung

1. Den Rhabarber schälen und in Stücke schneiden.
2. Die Erdbeeren waschen, den Strunk entfernen und halbieren.
3. Für das Kompott den Rhabarber und die Erdbeeren in einen Topf mit Wasser, Honig und einer Prise Zimt geben.
4. Den Kompott so lange kochen, bis der Rhabarber zerfällt und die Erdbeeren weich sind.
5. Die Haferflocken mit Mandelmilch, Chia Samen, Kokosraspeln und einer Prise Zimt vermengen und für **2 Stunden** im Kühlschrank quellen lassen.
6. Die aufgequollene Haferflockenmischung mit dem Joghurt vermengen.
7. Anschließend die Oats und den Kompott abwechselnd in einem Glas schichten.

Was man wissen sollte: *Rhabarber ist ein wunderbares Gemüse, da es reich an Ballastoffen und essentiellen Mineralien ist.*

Overnight Oats mit Feigen

15 Minuten leicht

Zutaten

1 Feige | 50 g Haferflocken | 100 g Johannisbeeren | 100 ml Milch | 80 g Joghurt | 1 TL Chiasamen | 1 TL Kokosraspeln | 1 EL Honig

Zubereitung

1. Die Feige klein schneiden und auf dem Boden von zwei Gläsern verteilen.
2. Die Haferflocken auf die zwei Gläser verteilen und die Milch darüber gießen, anschließend die Hälfte der Johannisbeeren darauf schichten.
3. Die Hälfte des Joghurts mit den Chia Samen verrühren und ebenfalls in das Glas geben.
4. Den restlichen Joghurt mit den restlichen Brombeeren verrühren und in das Glas geben.

Was man wissen sollte: *Johannisbeeren sind reich an Vitamine A, C, sowie Eisen und Kalium.*

NOTIZEN:

Kokos-Ananas Oats

10 Minuten leicht

Zutaten für 1 Portion

110 ml Milch | 45 g Haferflocken | 100 g Ananas | 1 EL Kokosflocken | 1 TL Chiasamen

Zubereitung

1. Die Ananas in kleine Stücke schneiden.
2. Alle Zutaten miteinander verrühren und über Nacht in den Kühlschrank stellen.

Was man wissen sollte: *Ananas enthält das Enzym Bromelain, welches entzündungs- und ödemhemmend wirken soll. Außerdem ist es reich an Vitamine C, Eisen, Kalium und Kalzium*

NOTIZEN: ______________________________

____

____

Schoko-Overnight Oats

15 Minuten leicht

Zutaten

100 g Erdbeeren | 80 ml Milch | 30 g Joghurt | 25 g Haferflocken | 5 g Weizenkleie | 5 g Kakaopulver | 1 TL Erdnussbutter

Zubereitung

1. Die Banane mit einer Gabel zerdrücken und mit Joghurt, Milch und der Erdnussbutter vermengen.
2. Dann den Rest der Zutaten unterrühren und über Nacht in den Kühlschrank stellen.
3. Am nächsten Morgen die Overnight Oats in eine Lunchbox geben und die Erdbeeren waschen, klein schneiden und dazugeben.

Was man wissen sollte: *Milchprodukte enthalten viel Kalzium, was wichtig für den Knochenaufbau des Kindes ist. Buttermilch ist sehr fettarm und regt die Verdauung an.*

NOTIZEN: ______________________________

____

____

Zitronen-Milchreis

50 Minuten leicht

Zutaten

500 ml Milch | 45 g Milchreis | 30 g Rosinen | 30 g Stevia | 1 Vanilleschote | 1 Zitrone

Zubereitung

1. Alle Zutaten in einen großen Topf geben und unter häufigem Rühren zum Kochen bringen.
2. Im geschlossenen Topf und bei niedriger Hitze für **40 Minuten** köcheln lassen. Zwischendurch umrühren.

Was Sie wissen sollten: *Rosinen enthalten viele Vitamine (A, B, C, E) und einen hohen Anteil an Eisen, was enorm wichtig während der Kindheit ist. Jedoch sind Rosinen auch sehr kalorienreich (100 g = 260 kcal).*

NOTIZEN: ______________________________

____

____

Gesunder Joghurt

10 Minuten leicht

Zutaten

200 g Sojajoghurt | 40 g gepoppter Amaranth | 10 g Kakao Nibs | 10 g Erdnüsse | 1 Banane | 1/2 Mango

Zubereitung

1. Den Joghurt in einer Schüssel mit Amarant und Kakao Nibs vermengen.
2. Die Banane und die Mango etwas pürieren.
3. In einem hohen Glas abwechselnd Joghurt und Fruchtpüree schichten, anschließend mit den Erdnüssen garnieren.
4. Danach kurz in den Kühlschrank stellen.

Was Sie wissen sollten: *Amaranth wird auch als Powerkorn bezeichnet, da eine volle Ladung leicht verwertbarer Nähr- und Vitalstoffe besitzt. Amaranth besitzt essentielle Fettsäuren (Omega 3 und 6) und liefert dem Körper Eiweiß von hoher Wertigkeit.*

NOTIZEN: ____________________

Smoothies

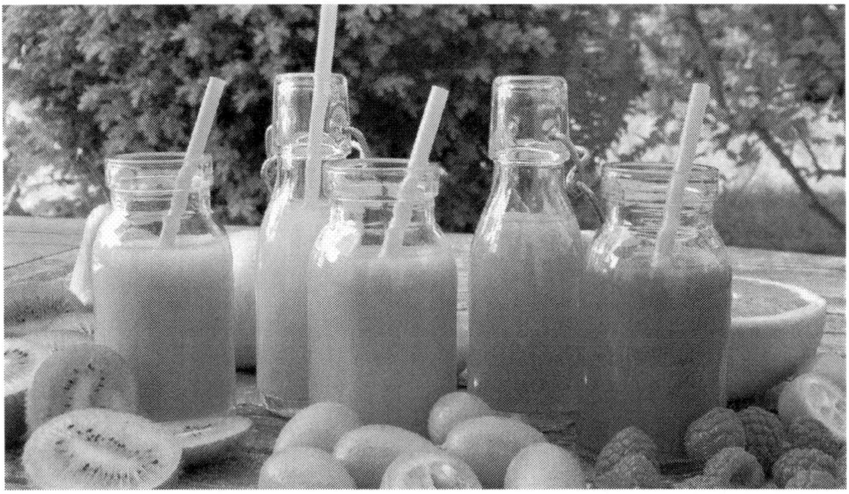

Erdbeer-Heidelbeer-Smoothie

5 Minuten leicht

Zutaten

150 g Heidelbeeren | 120 g Erdbeeren | 150 ml Wasser | 4 Kopfsalatblätter

Zubereitung

1. Die Heidelbeeren, Erdbeeren und den Kopfsalat waschen und zusammen mit dem Wasser in einen Mixer geben und zu einem cremigen Smoothie mixen.

Was man wissen sollte: *Heidelbeeren ist eins der besten antioxidativen Frucht und versorgt den Körper mit vielen Vitaminen und Mineralstoffen. Besonders Vitamine C, E und K, sowie Kalium, Zink und Eisen. Außerdem hilft es den Blutdruck zu normalisieren.*

NOTIZEN: ______________________________

____

____

Papaya-Smoothie

10 Minuten leicht

Zutaten

200 g Papaya | 100 ml Wasser | 5 Walnüsse | 1 Apfel | 2 EL Naturjoghurt | 1 TL Kokosöl

Zubereitung

2. Die Papaya und den Apfel waschen, schälen und klein schneiden.
3. Die Walnüsse klein hacken.
4. Alle Zutaten in einen Mixer geben, bis ein cremiger Smoothie entsteht.

Was man wissen sollte: *Papaya ist eine echte Powerfrucht. Neben einem hohen Anteil an Vitamin A, Vitamin C, Vitamin E und Betacarotin ist sie eine gute Quelle für Magnesium, Kalium und eine Reihe von B-Vitaminen wie Folsäure. Zusätzlich enthält Papaya ein proteinspaltendes Enzym, das die Verdauung fördert und dabei hilft, Magen-Darm-Beschwerden wie Blähungen, Magenverstimmungen und Verstopfung zu lindern.*

NOTIZEN: ____

____

____

Wassermelonen-Smoothie

10 Minuten leicht

Zutaten

200 g Wassermelone | 3 Handvoll Salat der Saison | 1 Banane | 1/2 Zitrone

Zubereitung

1. Den Saft aus der Zitrone pressen.
2. Den Salat waschen.
3. Die Schale von der Wassermelone und der Banane entfernen und grob klein schneiden.
4. Alle Zutaten in einen Mixer geben, bis ein cremiger Smoothie entsteht.

Was man wissen sollte: *Wassermelone ist eine super Abkühlung im Sommer und stärkt gleichzeitig das Immunsystem.*

NOTIZEN: ____

____

____

Erfrischender-Smoothie

10 Minuten leicht

Zutaten

2 Äpfel | 1 Handvoll Romanasalat | 1 Handvoll Feldsalat | 1/2 Gurke | 1/2 Zitrone | 150 ml Wasser

Zubereitung

1. Den Saft aus der Zitrone pressen.
2. Die Äpfel und die Gurke waschen, schälen und grob klein schneiden.
3. Den Salat waschen.
4. Alle Zutaten in einen Mixer geben, bis ein cremiger Smoothie entsteht.

Was man wissen sollte: *Gurken haben einen sehr hohen Wassergehalt. Insbesondere Vitamine aus der B-Gruppe, aber auch Vitamin C und Vitamin E sind in der Gurke enthalten. Zusätzlich ist es reich an Calcium, Zink, Eisen, Magnesium, Kalium.*

NOTIZEN: ____

____

____

Vital-Smoothie

10 Minuten leicht

Zutaten

200 g Weintrauben | 2 Orangen | 1 kleines Stück Ingwer | 2 Handvoll Spinat | 150 ml Wasser

Zubereitung

1. Den Spinat und die Weintrauben waschen.
2. Die Schale von den Orangen und dem Ingwer entfernen und grob klein schneiden.
3. Alle Zutaten in einen Mixer geben, bis ein cremiger Smoothie entsteht.

Was man wissen sollte: *Orangen sind reich an Vitamine C und stärken somit das Immunsystem*

NOTIZEN: ____

____

____

Bananen-Spinat-Smoothie

5 Minuten leicht

Zutaten

125 g Spinat | 100 ml Wasser | 2 Bananen

Zubereitung

1. Den Spinat waschen und die Banane grob klein schneiden.
2. Alle Zutaten in einen Mixer geben, bis ein cremiger Smoothie entsteht.

Was man wissen sollte: *Bananen gehören zu dem stärkehaltigen Lebensmittel und wirken positiv auf Verdauungsstörungen.*

NOTIZEN: ______________________________

____

____

Bunter-Smoothie

15 Minuten leicht

Zutaten

2 Stangen Sellerie | 1 Apfel | 1 Birne | 1 Banane | 1/2 Zitrone | 1 Handvoll Spinat | 1 Handvoll Romanasalat | 375 ml Wasser

Zubereitung

1. Den Romanasalat und den Spinat waschen.
2. Den Sellerie waschen und grob klein schneiden.
3. Den Saft aus der Zitrone pressen.
4. Die Früchte schälen und grob klein schneiden.
5. Alle Zutaten in einen Mixer geben, bis ein cremiger Smoothie entsteht.

Was man wissen sollte: *Sellerie schützt den Magen und regt den Darm an. Der hohe Gehalt an Ballaststoffen regt den Darm an, verhindert Verstopfung.*

NOTIZEN: ______________________________

____

____

Buttermilch-Shake

10 Minuten leicht

Zutaten

200 ml Buttermilch | 80 g Himbeeren | 20 g Walnüsse | 1 Mango | 1 EL Agavendicksaft

Zubereitung

1. Die Mango schälen und grob klein schneiden.
2. Die Walnüsse grob hacken.
3. Alle Zutaten in einen Mixer geben, bis ein cremiger Shake entsteht.

Was man wissen sollte: *Milchprodukte enthalten viel Kalzium, das wichtig für den Knochenaufbau des Kindes ist. Buttermilch ist sehr fettarm und regt die Verdauung an.*

NOTIZEN: ______________________________

____

____

Fruchtiger Erdbeeren Smoothie

5 Minuten leicht

Zutaten

400 g Erdbeeren | 100 ml Wasser | 4 Basilikumblätter | 2 EL Honig | 2 TL Chiasamen | Zimt

Zubereitung

1. Die Erdbeeren abwaschen und den Strunk entfernen.
2. Alle Zutaten in einen Mixer geben, bis ein cremiger Smoothie entsteht.

Was man wissen sollte: *Wenn man Honig in Verbindung mit Zimt zu sich nimmt senkt es den Cholesterinspiegel und verbessert die Herzgesundheit. Honig liefert außerdem Energie und hilft gegen Verdauungsprobleme.*

NOTIZEN: ____

____

____

Frischer Gemüse Smoothie

5 Minuten leicht

Zutaten

100 g Brokkoli | 100 g Römersalat | 50 g Kohl | 100 ml Wasser | 1 Stange Sellerie | 1 TL Chiasamen

Zubereitung

1. Den Brokkoli, Römersalat, Kohl und Sellerie waschen und grob klein schneiden.
2. Alle Zutaten in einen Mixer geben, bis ein cremiger Smoothie entsteht.

Was man wissen sollte: *Brokkoli ist ein grünes Wunder, welches in der Küche nicht fehlen sollte. Es hat einen hohen Anteil an Vitamine C. Stärkt das Immunsystem und beugt vor Diabetes vor.*

NOTIZEN: ______________________________________

____

____

Rote Beete-Drink

15 Minuten leicht

Zutaten

300 g Rote Bete | 200 g Möhren | 1 Apfel | 1 EL Leinöl

Zubereitung

1. Die Rote Beete und Möhren waschen, klein schneiden und zur Seite stellen.
2. Dann die Äpfel vom Kerngehäuse befreien und alle Zutaten im Entsafter entsaften. Zum Schluss dann das Leinöl zu geben.

Was man wissen sollte: *Leinöl haben einen großen Anteil an Omega 3 und Omega 6 Fettsäuren.*

NOTIZEN: ______________________________

Die besten Sandwichrezepte

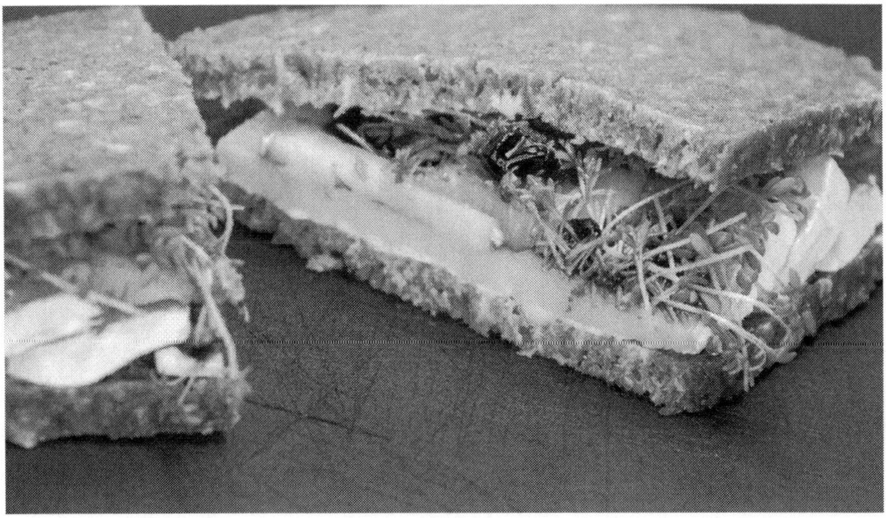

Thunfischsandwich

15 Minuten leicht

Zutaten

4 Scheiben Vollkorntoastbrot | 1 Tomate | 1 Ei | 1/2 rote Zwiebel | 1/2 Dose Thunfisch | 1 Stiel Petersilie | 1 ½ EL Salat-Mayonnaise

Zubereitung

1. Die Eier in kochendes Wasser geben und für ca. **8 Minuten** hart kochen lassen.
2. Die Eier pellen.
3. Die Tomate waschen und in Scheiben schneiden.
4. Die Zwiebel schälen und in Ringe schneiden.
5. Die Petersilie waschen, etwas trocken tupfen und die Blätter vom Stiel zupfen.
6. Den Thunfisch mit der Mayonnaise fein pürieren, bis eine Creme entsteht.
7. Die Toastscheiben mit der Thunfischcreme bestreichen und mit den restlichen Zutaten belegen.

Was man wissen sollte: Thunfisch enthält viel hochwertiges Eiweiß, Zink, Jod und Vitamine D. Jedoch gibt es bei Thunfisch aus der Dose sehr unterschiedliche Meinungen und jeder sollte sich diesbezüglich informieren.

Gemüsebratlingsandwich

35 Minuten leicht

Zutaten

4 Scheiben Haselnussvollkornbrot | 65 g Panko | 25 g Mehl | 1 Kohlrabi klein | 1 Ei | 1 Möhre | 1 Kresse | 1/2 Knoblauchzehe | 1/2 Limette | 1 Stiel Petersilie | 3 EL Rapsöl | 1 EL Margarine | 1 EL Wasser | 1/2 EL Zucker | 1/2 EL heller Balsamico-Essig | Salz | Pfeffer

Zubereitung

1. Den Kohlrabi schälen und in Scheiben schneiden, anschließend im kochenden Salzwasser für **5 Minuten** bissfest garen.
2. Die Möhren schälen und fein raspeln.
3. Die Kresse vom Beet schneiden und zusammen mit den Möhrenraspeln mit Essig, Zucker, Salz und Pfeffer vermengen und abschmecken.
4. Die Limette waschen und etwas von der Schale abreiben, anschließend den Saft aus einer halben Limette auspressen.
5. Den Knoblauch schälen und fein hacken, anschließend mit Limettensaft, Limettenabrieb und Margarine vermengen und mit Salz und Pfeffer abschmecken.
6. Die Petersilie waschen, trocken tupfen und fein hacken, anschließend mit dem Panko vermischen.
7. Die Eier mit Wasser, Salz und Pfeffer verquirlen.
8. Die Kohlrabischeiben erst in Mehl, dann in Ei und anschließend im Panko wälzen.
9. Die panierten Kohlrabischeiben in heißem Öl goldbraun anbraten.
10. Die Brotscheiben mit der Limettenmargarine bestreichen, dann jeweils zwei Kohlrabibratlinge drauflegen und den Kresse-Möhren-Salat draufgeben.
11. Mit den restlichen Brotscheiben bedecken und servieren.

Lachssandwich

20 Minuten leicht

Zutaten

2 Scheiben Sandwichbrot | 2 Scheiben Räucherlachs | 100 g Frischkäse | 1/3 Bund Dill | Salz | Pfeffer

Zubereitung

1. Den Dill waschen, etwas trocken tupfen und die Fähnchen abzupfen.
2. Den Frischkäse mit dem Dill verrühren und mit Salz und Pfeffer abschmecken.
3. Das Sandwichbrot mit dem Frischkäse bestreichen und den Lachs darauflegen.
4. Die Sandwichscheiben aufeinanderlegen.

Was man wissen sollte: *Lachs ist reich an wichtigen Proteinen, Omega 3 Fettsäuren, sowie wichtigen Mineralstoffen und Vitaminen, die unser Immunsystem stärken.*

NOTIZEN: ______________________________

____

____

Eiersandwich

20 Minuten leicht

Zutaten

4 Scheiben Vollkornsandwichbrot | 100 g Sardellenpaste | 50 g Salatmayonnaise | 3 Eier | 1/3 Bund Radieschen | 1/3 Kresse | Salz | Pfeffer

Zubereitung

1. Die Eier in kochendem Wasser ca. **8 Minuten** hart kochen lassen.
2. Die Eier pellen und fein hacken, anschließend die Mayonnaise unterrühren und mit Salz und Pfeffer abschmecken.
3. Die Radieschen waschen und in dünne Scheiben schneiden.
4. Die Kresse vom Beet schneiden.
5. Das Sandwichbrot mit der Sardellenpaste bestreichen, auf zwei Scheiben den Eiersalat verteilen und etwas Kresse und Radieschen darauflegen, anschließend die anderen Sandwichscheiben drauflegen.

Was man wissen sollte: *Eier ist ein guter Eiweißlieferant und haben wichtige Nährstoffe und Fettsäuren. Der Mythos, dass der Cholesteringehalt steigt stimmt übrigens nicht.*

NOTIZEN: ____

____

____

Gurkensandwich

25 Minuten leicht

Zutaten

4 Scheiben Vollkornsandwich | 100 g heller Cheddar | 30 g Butter | 25 g Honig | 1/2 Salatgurke | 1 Stiel Petersilie | Salz

Zubereitung

1. Die Gurke schälen und längs halbieren, anschließend das Fruchtfleisch herauskratzen und die Gurke schneiden.
2. Die Gurkenscheiben mit etwas Salz bestreuen und für **15 Minuten** ziehen lassen.
3. Die Petersilie waschen, etwas abtupfen und klein hacken.
4. Die Butter mit dem Honig verrühren.
5. Den Käse grob raspeln.
6. Die Gurken in einem Sieb abtropfen lassen.
7. Die Sandwichscheiben mit der Honig-Butter bestreichen und mit den Gurkenscheiben und den restlichen Zutaten belegen.

Was man wissen sollte: *„Neben Kohlenhydraten in Form von Stärke enthält Vollkornprodukte auch hochwertiges Eiweiß, wertvolle Mineralstoffe und Vitamine – vor allem B-Vitamine – sowie Eisen, Zink und Magnesium. Außerdem stecken darin viele Ballast- und sekundäre Pflanzenstoffe."* *Gesellschaft für Ernährung (DGE)*

Hawaiisandwich

20 Minuten leicht

Zutaten

4 Scheiben Vollkornsandwich | 4 Kopfsalatblätter | 2 Scheiben Kochschinken | 2 Scheiben mittelalter Gouda | 2 Ananasringe (Dose) | 1/4 Gurke | 2 EL Mayonnaise | Curry

Zubereitung

1. Den Salat waschen und abtropfen lassen.
2. Die Gurke waschen und in dünne Scheiben schneiden.
3. Die Sandwichscheiben mit der Mayonnaise bestreichen und mit Kochschinken, Salat, Ananas, Gurke und Gouda belegen.
4. ***Was man wissen sollte:*** Das Hawaiisandwich schmeckt besonders gut, wenn man es für einige Minuten in einen Sandwichtoaster legt.

NOTIZEN:

Käse-Schinken-Sandwich

15 Minuten mittel

Zutaten

4 Scheiben Toastbrot | 125 g saure Sahne | 50 g Bergkäse | 6 getrocknete Tomaten in Öl | 2 Schieben Kochschinken | 1/4 Kopfsalat | 1/2 EL mittelscharfer Senf | Basilikum | Salz | Pfeffer

Zubereitung

1. Den Salat waschen und trocken tupfen.
2. Die Tomaten abtropfen lassen.
3. Etwas Basilikum waschen, trocken tupfen und hacken.
4. Den Käse reiben.
5. Die saure Sahne mit dem Käse, Basilikum und Senf verrühren und mit Salz und Pfeffer abschmecken.
6. Die Brotscheiben mit der Käsecreme bestreichen, anschließend Schinken, Salat und Tomaten darauflegen.

NOTIZEN: ____

____

____

Putensandwich mit Mango

15 Minuten leicht

Zutaten

4 Scheiben Vollkorntoast | 50 g Feldsalat | 4 Scheiben geräucherte Putenbrust | 6 Halme Schnittlauch | 1 Mango | 4 EL Naturjoghurt | Salz | Pfeffer

Zubereitung

1. Die Mango schälen und in Streifen schneiden.
2. Den Feldsalat waschen und trocknen.
3. Den Schnittlauch in kleine Röllchen schneiden.
4. Den Joghurt mit Salz und Pfeffer abschmecken.
5. Den Toast im Toaster rösten, anschließend die Scheiben mit dem Joghurt bestreichen und mit Putenbrust, Feldsalat, Mango und Schnittlauch belegen.

Was man wissen sollte: *Feldsalat hat ein sehr hohen Anteil an Vitamine C. Außerdem enthält es viel Vitamin A, Phosphor, Calcium und Folsäure*

NOTIZEN: ______________________________

Chickensandwich

25 Minuten mittel

Zutaten

6 Scheiben Sandwichtoast | 100 g Hähnchenbrustfilet | 50 g Salatmayonnaise | 3 Salatblätter | 2 Eier | 1 Tomate | 1/2 Paprika | 1/2 EL Öl | 1/2 TL Senf | Salz | Pfeffer

Zubereitung

1. Das Öl in einer Pfanne erhitzen und das Hähnchen darin goldbraun anbraten und mit Salz und Pfeffer würzen.
2. Die Eier in kochendes Wasser geben und für **8 Minuten** hart kochen lassen.
3. Die Eier pellen und in Scheiben schneiden.
4. Das Gemüse waschen und abtrocken.
5. Die Tomate in Scheiben schneiden, den Salat und die Paprika in Streifen schneiden.
6. Das Hähnchen in Streifen schneiden.
7. Die Mayonnaise mit dem Senf verrühren und mit Salz und Pfeffer würzen.
8. Die Sandwichscheiben mit der Creme bestreichen, anschließend Hähnchen, Ei, Tomate, Paprika und Salat darauf verteilen und mit einer Brotscheibe bedecken.

Was man wissen sollte: *Hähnchen ist kalorienarm mit einen sehr niedrigen Fettgehalt und einem hohen Proteinanteil. Außerdem verfügt es über wertvolle Mineralstoffe und Vitamine.*

Kasselersandwich

20 Minuten leicht

Zutaten

4 Scheiben Roggenbrot | 20 g Margarine | 8 Gurkenscheiben | 4 Tomatenscheiben | 4 Kasselerscheiben | 4 Blätter Eisbergsalat |

Zubereitung

1. Das Gemüse waschen und abtrocknen.
2. Die Tomate und Gurke in Scheiben schneiden.
3. Die Brotscheiben mit Margarine bestreichen, anschließend Salat, Kasseler, Tomate und Gurke darauf legen und mit einer weiteren Brotscheibe bedecken.

Was man wissen sollte: *Roggen enthält wichtiges pflanzliches Eiweiß, Kohlenhydraten und reichlich Ballaststoffe. Außerdem ist es reich an Vitamine B.*

NOTIZEN: ______________________________

____

____

Feta Sandwich

15 Minuten leicht

Zutaten

4 Scheiben Sandwichbrot | 80 g Fetakäse | 25 g Naturjoghurt | 4 Salatblätter | 1 Msp. Honig | Salz | Pfeffer

Zubereitung

1. Den Fetakäse mit einer Gabel zerdrücken und mit Joghurt und Honig vermengen, anschließend mit Salz und Pfeffer abschmecken.
2. Den Salat waschen und abtrocknen.
3. Den Salat auf den Brotscheiben verteilen, anschließend die Fetamischung darauf geben.

Was man wissen sollte: *Fetakäse ist reich an Proteinen und stärkt die Knochen.*

NOTIZEN: ____________________

Schnittlauchrührei- Brötchen

20 Minuten leicht

Zutaten

1 Vollkornbrötchen | 4 Halme Schnittlauch | 1 Ei | 1/2 Tomate | 1 EL Milch | 2 TL Rapsöl | Salz | Pfeffer

Zubereitung

1. Den Schnittlauch waschen und in Röllchen schneiden.
2. Die Tomate waschen und in Scheiben schneiden.
3. Das Ei in einer Schüssel mit Milch, Schnittlauch und einer Prise Salz und Pfeffer verquirlen.
4. Etwas Öl in einer Pfanne erhitzen und das Ei unter Rühren stocken lassen.
5. Das Brötchen halbieren und das Rührei darauf geben, anschließend die Tomatenscheiben darauf legen.

NOTIZEN: ______________________________

____

____

Bananentoast

10 Minuten mittel

Zutaten

2 Scheiben Sandwichtoast | 1 Banane | 20 g Butter | 1/2 TL Zucker | Zimt

Zubereitung

1. Die Banane in dünne Scheiben schneiden.
2. Die Außenseiten der Sandwichscheiben mit Butter bestreichen.
3. Die Innenseite der Sandwichscheiben mit den Bananenscheiben belegen und mit Zucker bestreuen.
4. Die Sandwichscheiben aufeinander legen und in den Sanwichmaker legen.
5. Das Sandwich herausnehmen und mit Zimt bestreuen.

Was man wissen sollte: *Bananen gehören zu dem stärkehaltigen Lebensmittel und wirken positiv auf Verdauungsstörungen.*

NOTIZEN: ______________________________

____

____

Wrap Hawai

15 Minuten leicht

Zutaten

1 Wrap | 2Scheiben Kochschinken | 2 Blätter Eisbergsalat | 30 g Frischkäse | 2 EL Ananas (Dose)

Zubereitung

1. Den Salat waschen, trocknen und in Streifen schneiden.
2. Den Wrap mit Frischkäse bestreichen und anschließend mit Kochschinken, Ananas und Salat belegen.
3. Den Wrap fest zusammenrollen.

NOTIZEN: ____

____

____

Für den großen Hunger

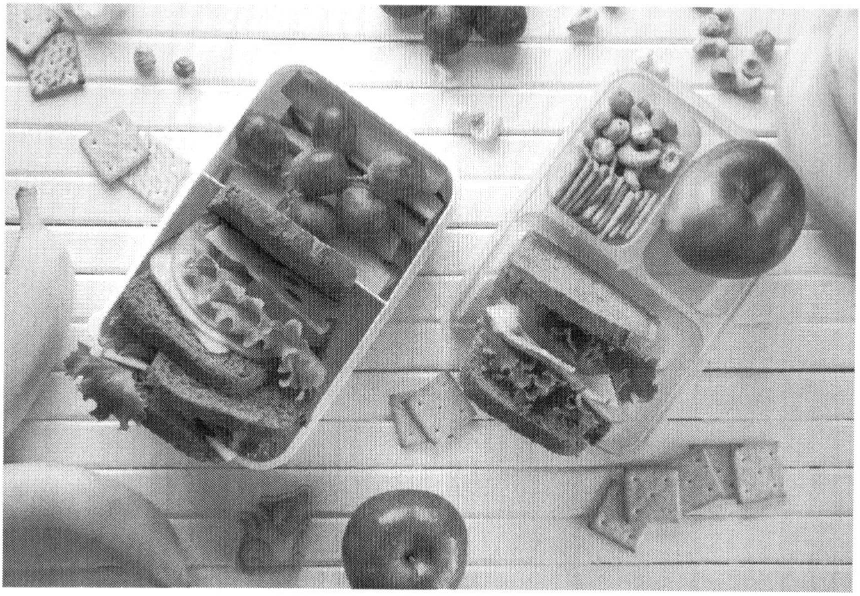

Herbstsalat

45 Minuten mittel

Zutaten für den Salat

100 g Quinoa | 1 Süßkartoffel | 1/2 Kopf Blumenkohl | 1/2 Apfel | 1 Handvoll Rosinen | 1 EL Olivenöl

Zutaten für das Dressing

50 ml Olivenöl | 1/2 Zitrone | 1 Knoblauchzehe | 3 EL Petersilie | 1/2 TL Agavendicksaft | Salz | Pfeffer

Zubereitung

1. Dem Blumenkohl in kleine Röschen zerteilen.
2. Die Süßkartoffel schälen und in Würfel schneiden.
3. Den Blumenkohl und die Süßkartoffel auf ein mit Backpapier ausgelegtes Backblech legen und etwas Olivenöl darüber träufeln, anschließend bei 200 Grad für **25 Minuten** in den Backofen geben.
4. Die Quinoa waschen und in einen Topf mit Wasser geben und für **20 Minuten** köcheln lassen.
5. Den Apfel waschen, entkernen und in kleine Würfel schneiden.
6. Für das Dressing den Saft aus der Zitrone pressen und alle Zutaten miteinander vermengen, anschließend den Apfel dazugeben.
7. Alle Zutaten in eine Schüssel geben und das Dressing gut unterrühren, anschließend mit den Rosinen garnieren.

Was man wissen sollte: *Quinoa ist ein perfektes Grundnahrungsmittel. Es liefert den Körper reichlich Vitamine E, Eisen und Kalzium.*

Kichererbsensalat

20 Minuten leicht

Zutaten für den Salat

1 Dose Kichererbsen | 5 kleine Tomaten | 2 Stangen Sellerie | 2 Stangen Lauchzwiebel | 1/2 Bund Petersilie | 1/2 Avocado

Zutaten für das Dressing

1/2 Zitrone | 2 EL Rapsöl | Kreuzkümmel | Salz | Pfeffer

Zubereitung

1. Die Kichererbsen in einem Sieb abtropfen lassen und in eine Schüssel geben.
2. Die Tomaten, Sellerie, Lauchzwiebeln und Petersilie waschen, abtrocknen und in kleine Stücke schneiden, anschließend alles zu den Kichererbsen geben.
3. Die Zitrone waschen und etwa ½ TL von der Schale abreiben, anschließend den Saft aus der Zitrone pressen.
4. Aus Zitronensaft, Zitronenabrieb, Rapsöl, Kreuzkümmel, Salz und Pfeffer nach Geschmack ein Dressing anrühren und mit in die Schüssel geben und alles gut miteinander verrühren.
5. Die Avocado halbieren, entsteinen und in kleine Stücke schneiden und unter den Salat heben.

NOTIZEN: ______________________________

____

____

Sommersalat

20 Minuten leicht

Zutaten für den Salat

100 g Rucola | 100 g Feldsalat | 100 g Erdbeeren | 70 g Walnüsse | 1/2 Avocado | 1/4 Gurke

Zutaten für das Dressing

2 Pfirsiche | 2 EL Wasser | 2 EL Orangensaft | 1 EL Olivenöl | 1 TL Zitronensaft | 1 TL Agavendicksaft | 1/2 TL Senf | Salz | Pfeffer

Zubereitung

1. Den Salat und die Gurke waschen, trocknen und etwas klein schneiden.
2. Die Erdbeeren waschen, den Strunk entfernen und etwas klein schneiden.
3. Den Stein aus der Avocado entfernen und das Fruchtfleisch von der Schale lösen, anschließend etwas klein schneiden.
4. Die Walnüsse grob hacken und alle Zutaten in eine Schüssel geben.
5. Für das Dressing die Pfirsiche halbieren und entkernen.
6. Alle Zutaten für das Dressing in eine hohe Schüssel geben und pürieren, anschließend über den Salat geben.

Was man wissen sollte: *Rucola hat einen hohen Gehalt an Folsäure und Jod.*

Linsensalat

20 Minuten leicht

Zutaten für den Salat

100 g Linsen rot/gelb | 400 ml Gemüsebrühe | 2 Tomaten | 1 Zwiebel | 1 Knoblauchzehe

Zutaten für das Dressing

3 EL Olivenöl | 2 EL Zitronensaft | Salz | Pfeffer

Zubereitung

1. Die Linsen und die Gemüsebrühe in einen Topf geben und für **10 Minuten** kochen lassen.
2. Die Zwiebel und den Knoblauch schälen und klein schneiden.
3. Die Tomaten waschen und in Würfel schneiden.
4. Für das Dressing alle Zutaten in einer Schüssel verrühren und über den Salat geben.

Was man wissen sollte: *Das besondere an Linsen ist der hohe Anteil an essentiellen Aminosäuren. Linsen sind außerdem eine Quelle verschiedener B-Vitamine, die die Verwertung verschiedener Nährstoffe unterstützen.*

NOTIZEN: ______________________________

Kartoffelsalat

30 Minuten leicht

Zutaten

250 g Kartoffeln | 1/2 Bund Lauchzwiebel | 2 EL Öl | 2 EL Essig | Salz | Pfeffer

Zubereitung

1. Die Kartoffel schälen, in Scheiben schneiden und in einem Topf mit Wasser kochen lassen, bis sie gar sind.
2. Die Lauchzwiebeln waschen, trocknen und in Ringe schneiden und in einer Pfanne mit etwas Öl andünsten, anschließend den Essig dazugeben.
3. Die Kartoffeln und die Lauchzwiebeln miteinander verrühren und mit Salz und Pfeffer würzen.

Was man wissen sollte: *Kartoffeln hat wenig Kalorien (100 g = 70 kcal).*

NOTIZEN: ____________________

____

____

Herzhafte Lunchbox

40 Minuten mittel

Zutaten

100 g Blattspinat | 50 g Feta | 50 g Quinoa | 120 ml Wasser | 5 Kirschtomaten | 1 Ei | 1 Hähnchenbrustfilet | 1/2 Avocado | 1 HV Blattsalat | 8 EL Semmelbrösel | 3 EL Pflanzenöl | 1 EL Olivenöl | 1 TL Sesam | 1 TL Kürbiskerne | 1 TL Zitronensaft | Paprika edelsüße | Salz | Pfeffer

Zubereitung

1. Die Quinoa abspülen und im Wasser aufkochen lassen und für **10 Minuten** köcheln lassen.
2. Den Blattspinat für **5 Minuten** in einem Topf erhitzen, anschließend grob hacken.
3. Den Feta klein hacken.
4. Die abgekühlte Quinoa mit Spinat, Feta, Ei und der Hälfte der Semmelbrösel in eine Schüssel geben und mit Salz und Pfeffer würzen.
5. Alles miteinander vermengen, bis eine kompakte Masse entsteht.
6. Die Quinoamasse zu Talern formen und in den restlichen Semmelbröseln wenden.
7. Die Hälfte des Pflanzenöls in einer Pfanne erhitzen und die Taler **4 Minuten** goldbraun anbraten.
8. Die andere Hälfte des Pflanzenöls in einer Pfanne erhitzen und das Hähnchen darin anbraten, anschließend mit Salz, Pfeffer und Paprika edelsüß würzen.
9. Den Salat und die Tomaten waschen und etwas klein schneiden.
10. Den Stein aus der Avocado entfernen und das Fruchtfleisch von der Schale lösen, anschließend in Scheiben schneiden.
11. Aus Olivenöl und Zitronensaft ein Dressing anrühren und über Salat, Tomate und Avocado geben.

12. Das Hähnchen in Streifen schneiden.
13. Den Salat zusammen mit den Bratlingen und Hähnchen in eine Lunchbox geben und mit Sesam und Kürbiskernen bestreuen.

NOTIZEN: ____

____

____

Fruchtbox

10 Minuten leicht

Zutaten

4 getrocknete Aprikosen | 4 getrocknete Datteln | 1 Pfirsich | 1 Apfel | 1 HV Himbeeren | 1 Handvoll Brombeeren | 1 Zweig Minze

Zubereitung

1. Die getrockneten Früchte klein schneiden.
2. Alle frischen Früchte waschen.
3. Die Pfirsich und den Apfel halbieren, entsteinen und klein schneiden.
4. Die Minzblätter vom Zweig entfernen und grob hacken.
5. Alle Früchte miteinander vermengen und in eine luftdichte Lunchbox geben.

Was man wissen sollte: *Datteln haben viel Vitamin B und C, Eisen und jede Menge Kalium.*

NOTIZEN: ____

____

____

Allrounder Lunchbox

65 Minuten mittel

Zutaten für das Brot

4 Scheiben Vollkornbrot | 2 Scheiben Putenaufschnitt | 2 Blätter Eisbergsalat | 2 EL Frischkäse | 1 EL Kresse

Zutaten für Obstspieße

6 Erdbeeren | 1 Birne | 1 HV Blaubeeren

Zutaten für Snacks

1 Apfel | 1 Möhre | 1 HV Kirschtomaten

Zubereitung

1. Den Backofen auf 140 Grad vorheizen.
2. Den Apfel waschen, das Kerngehäuse entfernen und in Scheiben schneiden, anschließend die Apfelscheiben auf ein mit Backpapier ausgelegtes Backblech legen.
3. Im Backofen für **60 Minuten** backen und auskühlen lassen.
4. Die Möhre schälen und in Stifte schneiden.
5. Die Brotscheiben mit Frischkäse bestreichen und jeweils mit Salat, Putenaufschnitt und Kresse belegen.
6. Das Obst und Gemüse waschen.
7. Für die Fruchtspieße die Birne klein schneiden und das Kerngehäuse entfernen, den Stunk der Erdbeeren entfernen und diese dann halbieren.
8. Abwechselnd Birne, Erdbeere und Blaubeeren auf Holzspieße ziehen.
9. Die Brote gemeinsam mit dem Gemüse und den Apfelchips in eine Lunchbox legen, den Fruchtspieß am besten separat verpacken.

Waffel-Lunchbox

60 Minuten mittel

Zutaten für die Waffeln

175 g Mehl | 75 g Butter | 75 ml Milch | 40 g Gouda | 20 g frische Hefe | 1 Ei | 1/4 Bund Petersilie | Zucker | Salz

Zutaten für Snacks

1 Möhre | 1 HV Kirschtomaten | 1 HV Weintrauben | 1 HV Mandeln | 1 EL Ahornsirup

Zubereitung

1. Die Milch leicht erwärmen und die Hefe mit einer Prise Zucker in der Milch auflösen lassen und beiseite stellen.
2. Die Butter schmelzen lassen.
3. Den Gouda reiben und die Petersilie fein hacken.
4. Aus Mehl, Gouda, Petersilie, Hefemilch, Butter und Ei einen Teig kneten.
5. Den fertigen Teig für **40 Minuten** an einem warmen Ort ruhen lassen.
6. Das Waffeleisen vorheizen und etwas einfetten, anschließend den Teig portionsweise hineingeben und goldbraun backen lassen.
7. Für die Snacks die Möhre schälen und in Stifte schneiden.
8. Die Kirschtomaten und die Weintrauben waschen.
9. Die Mandeln in einer Pfanne anrösten und mit dem Ahornsirup vermengen.
10. Alles in eine Lunchbox geben und genießen.

Rohkost Lunchbox mit Joghurtdip

10 Minuten leicht

Zutaten

2 Möhren | 1 Paprika | 1/2 Gurke | 1/2 Kohlrabi | 75 g Joghurt | 75 g Frischkäse | 1 EL Petersilie | 1/2 EL weißer Balsamico | Kümmel | Salz | Pfeffer

Zubereitung

1. Das Gemüse waschen bzw. schälen und in Stifte schneiden.
2. Für den Dip den Joghurt mit Frischkäse, Petersilie und Balsamico vermengen, anschließend mit Kümmel, Salz und Pfeffer abschmecken.

Was man wissen sollte: *Kümmel enthält hochwertige Fettsäuren und Proteine. Es wirkt außerdem antioxidativ.*

NOTIZEN: ______________________________

____

____

Danke

Ich danke Ihnen herzlich dafür, dass Sie sich zu dem Kauf dieses Buches entschieden haben. Ich hoffe, Ihre Erwartungen wurden nicht enttäuscht und Sie konnten einen sehr viel genaueren Einblick in die Kunst der Essensvorbereitung erhalten. Selbstverständlich sind den Rezepten keine Grenzen gesetzt und wenn Sie einmal den Bogen heraushaben, welche Lebensmittel sich gut miteinander kombinieren lassen, dann werden Sie sicherlich neue, spektakuläre Kreationen erfinden. Für den Anfang habe ich Ihnen in diesem Buch jedoch neben den theoretischen Bereichen des Meal Prep auch zahlreiche Rezepte mit an die Hand gegeben. Ich hoffe, dass diese Gerichte Ihren Weg ein gutes Stück weit begleiten und sich die Prozedur des Meal Prep einen Weg in Ihren Alltag bahnen kann.

Ich selbst bin von dieser Technik überaus überzeugt, denn ich merke, wie vorteilhaft sie sich auf meine Essgewohnheiten auswirkt und welch große Freude auch mein kleiner Sohn nun beim Essen hat.

Ich würde Ihnen für die Weiterempfehlung dieses Buches sehr herzlich danken und hoffe, dass Sie überaus zufrieden sind mit dem Wissen, den Ratschlägen und den Rezepten, die ich Ihnen in den einzelnen Kapiteln dieses Buches auf so übersichtliche Weise zu vermitteln versuchte.

Ich freue mich auf Ihre Meinung zu diesem Werk und wünsche Ihnen viel Freude beim Ausprobieren der Rezepte und Kreieren ganz neuer Gerichte.

Haftungsausschluss

Der Inhalt dieses Buches wurde mit großer Sorgfalt geprüft und erstellt. Für die Vollständigkeit, Richtigkeit und Aktualität der Inhalte kann jedoch keine Garantie oder Gewähr übernommen werden. Der Inhalt dieses Buches repräsentieren die persönliche Erfahrung und Meinung des Autors und dient nur dem Unterhaltungszweck. Der Inhalt sollte nicht mit medizinischer Hilfe verwechselt werden. Es wird keine juristische Verantwortung oder Haftung für Schäden übernommen, die durch kontraproduktive Ausübung oder durch Fehler des Lesers entstehen. Es kann auch keine Garantie für Erfolg übernommen werden. Der Autor übernimmt daher keine Verantwortung für das Nicht-Erreichen der im Buch beschriebenen Ziele.

Impressum

1. Auflage 2018

Kontakt: Michel Schubert / Ermlinghofer Str. 25 / 44263 Dortmund
Covergestaltung: Pseudonym
Coverfoto: depositphotos.com
/publicdomainvectors.org/pixabay/thenounproject.com

42214063R00063

Printed in Poland
by Amazon Fulfillment
Poland Sp. z o.o., Wrocław